# 의료복지정책의
## 형성과정 연구

# 의료복지정책의 형성과정 연구



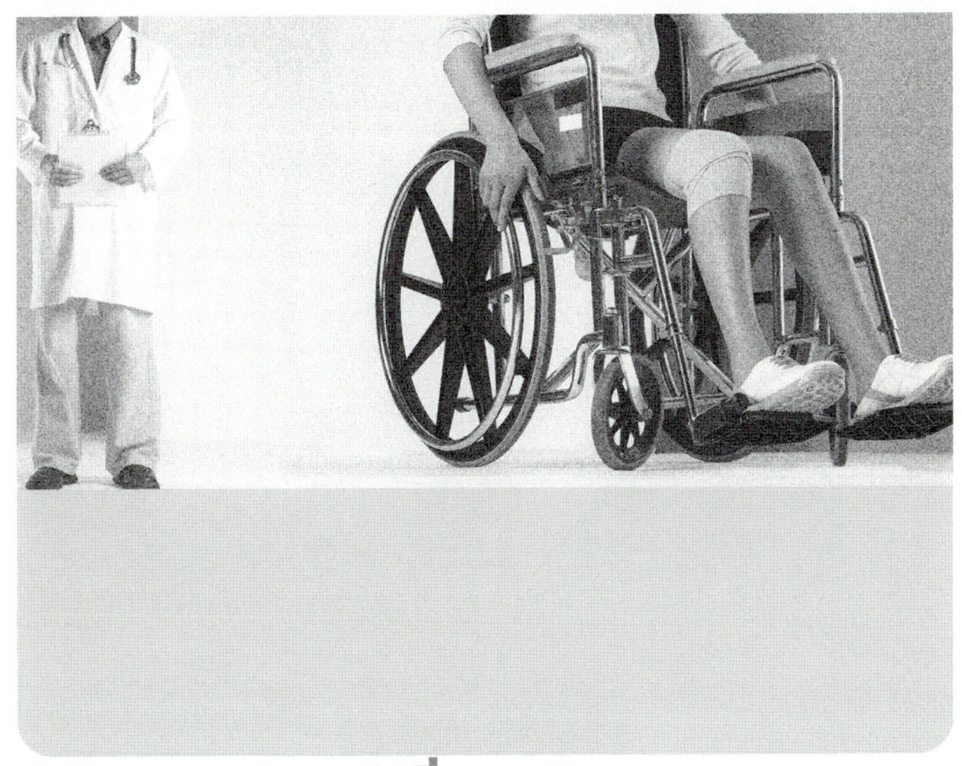

# |머리말|

의료정책에 주요관심을 두고 연구를 계속하고 있는 차 한국학술정보(주)에서 박사논문을 출판하고자 연락이 왔다. 시간이 많이 흘렀고 해서 망설이다가 학위논문을 보완하고 다른 논문을 추가하고자 마음먹고 책을 발간했다. 그 내용을 소개하고자 한다.

특정한 국가의 사회복지제도를 이해하기 위해서는 그 나라 사회복지제도의 전개과정을 그 사회의 정치·경제·사회·문화적인 요인들과 관련해서 고찰해야 한다. 이는 그 사회의 사회복지제도의 본질을 이해하고 사회복지와 관련된 성격을 파악하는 데도 도움이 된다. 또한 복지정책형성과정을 연구하는 이유로서 에드워즈(R. Edwards)는 정책 그 자체가 흥미롭고 그리고 사회의 효과적인 힘의 근원지를 알 수 있다고 주장한다.

레이진(C. Ragin)은 비교연구의 중요성을 언급하였는데 실제로 "비교하지 않고 생각한다는 것은 상상하기 어렵고 또한 비교 없는 과학적 사고와 과학적 연구를 생각할 수도 없다"고 언급하고 있다. 비교는 모든 학술적 연구의 기초가 되며, 넓은 의미에서는 거의 모든 사회과학의 연구방법을 비교연구로 볼 수 있다. 특정 국가의 맥락 내에서 공공정책이 갖는 성격과 그 발달과정을 정확히 파악하기 위해서는 국가 간 비교연구를 통해 공공정책의 문제들을 적절히 이해해야 한다. 또한 그 문제들에 대한 해결에 기여하기 위해서는 정책을 둘러싼 보다 광범위한 사회적 맥락을 이해해야 한다는 것이다. 이러한 복합적인 관계를 올바르게 이해하는 것은 사회정책 연구자에게 필수적이다.

특히 의료정책에 대한 조사연구는 복지국가와 사회정책에 대한 학제적(inter-disciplinary)인 조사연구와 격리되어 있다. 이러한 현상은 의료정책분석가들이 상이한 훈련을 받았고 상이한 관심을 가지고 있다는 점에 그 원인이 있다고 할 수 있다. 의료에 대한 조사연구에 지침이 되는 이론을 구축하는 것에 관한 한, 그 역할은 주로 주류경제학이 맡고 있다. 그래서 어떤 제도들을 받아들일 때, 정치적으로 실행가능하며 발전적 변화를 어떻게 조화하고 고안하는 데 있어서는 학제적 연구가 더욱 더 필요하다. 모든 연구에서 주제에 대한 충분한 탐색과 현상에 대한 정확한 기술의 토대 위에서 그 원인과 결과에 관한 설명이 이루어질 수 있다. 그러므로 비교정책연구에 있어서는 종속변수가 무엇인가가 중요하다.

본서에서는 전국민의료보험시대가 종속변수인 전국민의료보험시대에 접근하기 위한 과정에 관한 연구를 선택하였다. 전국민의료보험시대를 맞이하기 위한 3단계 과정, 즉 도입기, 발전기, 확립기가 종속변수로 선정되어 한·일 의료보험정책 비교를 통해 이론을 도출하였다.

끝으로 여름 내내 수정 작업에 임했다. 나의 땀방울이 많은 독자, 전공자에게 큰 도움이 되기를 바란다. 아직도 많은 관심과 지속적인 연구가 필요한데도 흔쾌히 승낙해 주신 한국학술정보(주)에 사의를 표한다.

2007년 11월

# |목 차

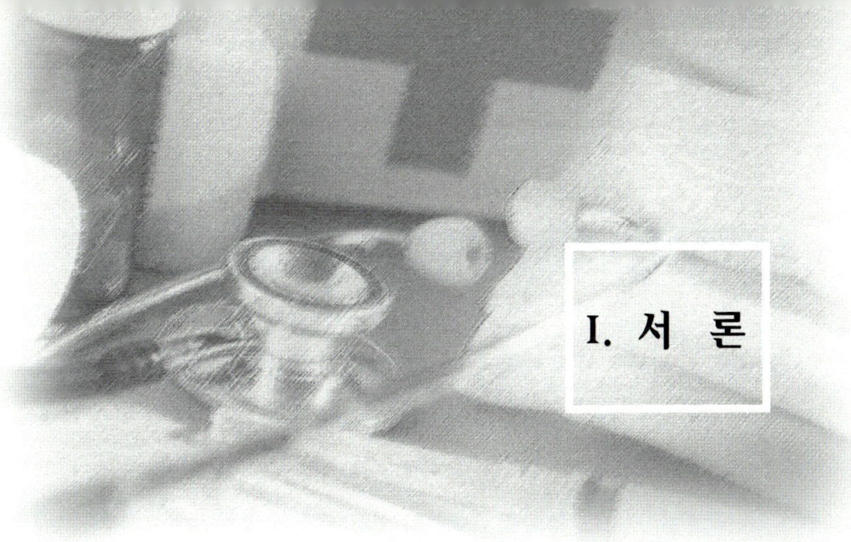

# I. 서 론

## 1. 연구 목적

모든 국가는 산업화라는 공통적인 과정에서 사회복지제도를 창출했는데, 언제, 어떻게 수행되는지의 변수에 따라 각 국가의 사회복지정책에는 정도의 차이가 발생한다. 그래서 Wilensky가 주장하는 바와 같이, 복지국가야말로 현대사회의 구조적 동일성인 동시에 다양성의 근거인 것이다. 이 같은 동일성과 다양성을 설명하는 변수들은 산업화의 속도, 사회구조적 특징, 인구학적 특징, 국가의 성격, 정당제도, 계급연합 등 수없이 많다. 그러나 이 모든 변수들은 각기 다양한 이론적 시각과 이념 정향에 기초하고 있다.

복지제도는 어떤 형태로든 국가 간에 영향을 받는다고 전제해 보면, 의료보험제도의 비교분석은 국가 간의 유사점과 차이점을 통해 새로운 성찰기회를 제공해 준다는 측면에서 큰 의미가 있을 것이다. 이때 국가 간의 비교라 하면 비교의 대상이 되는 국가를 선택함에 있어서 여러 가지 점들이 고려되어야 할 것이다. 즉 비교의 가치가 있는 대상들을 선택해야 한다는 의미인데, 우선 제도의 발전과정과 관련하여 양국에 어느 정도 유사점이 있는가 혹은 양국은 국가 간에 상호 영향력을 미쳤는가 아니면 적어도 한편에서라도 영향력을 미쳤는지 등이 충

분히 고려된 이후에 비교대상을 선택해야 할 것이다.[1]

사회에 존재하는 각종 문제를 해결하기 위해 구상되고 결정된 것이 정책이라고 한다면 복지정책도 여러 가지 사회문제 해결을 위한 결정의 일부이다. 그런데 이러한 문제들은 나름대로의 특성을 가지고 있으며 또 상호관련성을 가지고 있기도 하다. 이는 복지정책이 다른 정책에서 찾아볼 수 없는 특성을 지니며, 또한 다른 정치·경제적 영역의 문제들과 밀접한 관련성을 가지고 있음을 시사한다. 이러한 특징을 여실히 보여주는 나라가 미국이다.[2] 미국은 다민족, 다인종, 이민사회의 특수한 역사적 상황에서 각자 자신들의 이익을 위해서 노력하고 있다. 그래서 사회복지정책에 관한 미국의 연구는 일반적으로 다원주의 모델이 적용되고 있다.[3] 그런데 한국과 일본에서는 다원주의이론을 적용하기는 쉽지 않을 것 같다. 왜냐하면 한국과 일본은 미국과는 달리 시민사회의 형성과 민주주의 발달이 늦어 개별집단의 이익추구를 위

---

1) 한국과 일본이 전국민의료보험제도를 도입할 당시 인구 고령화율은 한국이 4.8%(1989년), 일본이 5.8%(1961년)에서 전국민의료보험제도가 실현되었고, 전국민연금화를 비교해 보면 한국은 6.8%(1999년), 일본은 5.8%(1961년)에서 각각 실현되었다. 한국의 전국민의료보험제도는 일본보다 빨랐지만 전국민연금은 늦었다고 볼 수 있다.(강성도, 2001a)
2) 1900년 세계인구의 대다수를 차지하는 70여 개 국가는 전 국민 혹은 일부에게 의료보험 및 그에 상응하는 방식을 통해 의료서비스를 제공하였다. 그중 34개 국가는 전 국민을 대상으로 하고 있으며, 대부분 선진국이다. 부분적 적용이 이루어진 나라는 36개국으로 미국을 제외한 모든 나라가 개발도상국이다. 여전히 적용대상은 적은 편이지만 많은 나라에서 점차 확대되고 있다. 선진국이면서 유일하게 전국민의료보험을 실시하지 못하고 있는 나라는 미국이다.(강성도 외, 2002)
3) 미국사회에서 엘리트이론의 대가인 Mills는 거대한 세 가지 제도, 즉 회사, 군부 및 정치엘리트가 권력적 삼두마차(troika)를 구성하여 미국사회를 지배하고 있다고 주장한다. 이것은 일반정책에는 적용될 수 있어도 의료복지정책에는 다원주의이론이 타당성을 지닌다.

해 활발하게 경합할 수 있는 풍토가 조성되지 못한다는 점에서 의료
보험정책 형성과정에 대해 다원주의적 설명을 시도함이 부적절할 것
이기 때문이다.(강성도, 2001b) 또한 주요한 정치적 행위는 정치적으
로 강력하고 활동력이 뚜렷하게 한정된 개인 사이에서 진행되어 제한
된 계층의 수직적 관계 속에서 행해져 여·야 지도자들이 모여 있는
의회 내에서 국가엘리트 상호 간의 투쟁으로 일관해 왔다는 것이다.
본 연구에서는 이러한 점들을 고려하여 한국·일본의 의료보험제도의
수립 과정에 있어서의 정책결정과정을 국가엘리트이론으로 설명하고
자 한다.


## 2. 연구방법

본 연구에서는 두 국가의 비교 연구를 하기 위해서
1) 한국·일본의 의료보험정책과정을 구체적이고 실제적으로 분석
하기 위하여 사례연구방법을 사용할 것이다. 정책수립에 도움이 될 수
있는 정보를 풍부하게 제공하고자 대부분의 의료정책연구자들은 자신
들의 연구를 소수의 국가에 대해 상세하게 고찰하는 사례연구에 많이
의존하고 있다.(A, Christa, 1974)
2) 모든 연구에서 주제에 대한 충분한 탐색이 이루어진 후에 기술
이 가능하고 현상에 대한 정확한 기술의 토대 위에서 그 원인과 결과
에 관한 설명이 이루어질 수 있다.[4] 그러므로 비교정책연구에 있어서

---

[4] 방법론 중에서 계급구조나 노동조합의 상황 그리고 정치적 이데올로기 등
과 같은 요인들을 고려하지 않는 경우가 많다. 이러한 경우 다른 나라들
의 의료제도 발달상에 나타나는 차이를 올바르게 이해할 수 없게 되는 것

의 주요 종속변수가 무엇인가 하는 것이다. 본서에서는 전국민의료보험시대가 종속변수인 전국민의료보험시대에 접근하기 위한 과정에 관한 연구를 선택하였다. 전국민의료보험시대를 맞이하기 위한 3단계 과정, 즉 도입기, 발전기, 확립기가 종속변수로 선정되어 한·일 의료보험정책 비교를 통해 이론을 도출할 것이다.[5]

3) 국가의 복지체계 중 가장 중요한 것은 사회서비스의 역할, 즉 기본적인 욕구에 대한 급부를 위한 국가와 사회의 책임 영역이다. 국가와 사회의 역할을 규명하기 위해서는 어떤 연구에서든지 거시적 연구를 할 것인가, 미시적 연구를 할 것인가를 결정해야 하고, 나아가서 국가와 사회의 역할을 구분할 필요가 있다.

본 연구의 방법으로서 행위자의 성격[6]과 전체와 부분[7] 중심으로 이론을 분류할 것이다. 다시 말해서 행위자의 크기에 따라 거시적 차원과 미시적 차원으로 구분할 것이다. 그리고 전체와 부분에 따라 국가와 사회를 대비시켜 비교할 것이다. 이러한 기준에 의해 거시적 사회중심이론, 거시적 국가중심이론, 미시적 사회중심이론, 미시적 국가중심이론이 된다. 여기에 거시와 미시, 국가와 사회전반에 걸쳐 있는 정책공동체이론이 설명될 수 있다. 이렇게 해서 구분된 다섯 가지 패

---

이다. 그래서 의료정책의 단편적이고 임기응변적인 설명을 피하기 위해서 의료제도의 체계적인 비교 연구가 필요하다. 체계적인 연구에 관해서(B. Abel‑Smith, 1972) 참고할 필요가 있다. 나아가 유럽과 미국의 복지발달에 관해 보다 전반적인 비교 위해서(A. j. Heidenheimer, 1973)가 도움이 된다.

5) 본 연구는 정책과정연구이다. 국가 간 비교 연구방법을 본 연구에서 사용하게 되는데, 한국, 일본의 의료보험법안 제정을 둘러싸고 전개되었던 활동과 사건을 입법과정 혹은 정책과정별로 비교하는 방법을 사용할 것이다.

6) 집단과 개인이라는 대인 관계적인 상호작용 측면을 강조한다.

7) 공간적인 무형의 크기를 가지고 대물적인 측면을 강조한다.

러다임을, 복지정책이론의 분석체계로 전개하고자 한다. 그 중에서 미시적·사회중심의 다원주의이론은 한국과 일본의 의료보험정책을 설명하기에는 적실성이 떨어지며, 미시적·국가중심의 국가엘리트이론이 한국과 일본에 관한 의료보험정책을 분석하기에 적합한 이론으로 설명할 것이다.

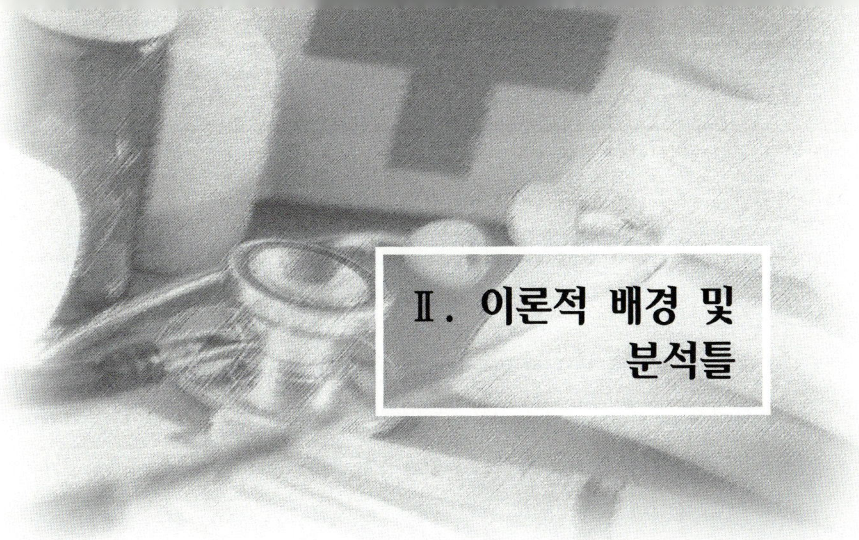

## Ⅱ. 이론적 배경 및<br>분석틀

## 1. 선행연구

의료보험정책에 관한 기존의 연구들에서 보면 의료보험제도의 도입이나 변화에 관해서 정치적인 요소는 연구에 포함시키지 않고 경제적 요인의 영향을 인정한 근대화이론(수렴이론, 산업화이론 관점의 연구포함)이 있다.(Mishra, 1973; Williamson & Fleming, 1977; Maxwell, 1981) 그리고 정치적 요인을 포함시킨 상태에서 정치적 요인의 영향력이 부인되고 경제적 요인의 영향력만 인정된 연구가 있으며(Wilensky, 1975; Bollen & Jackman, 1985), 또한 경제적 요인의 영향력이 부인되고 정치적 요인의 중요성만이 인정된 연구가(Castles, 1982; DeViney, 1983) 있고, 사회·경제적 요인과 정치적 요인 모두가 영향력이 있다는 연구도 있다.(Flora & Alber, 1981) 또한 준확산 이론[8](남궁 근, 1995)으로 의료정책의 변화를 설명하기도 한다. 그리고 의료보험제도의 도입이나 변화를 엘리트론(손준규, 1980; 최천송, 1980),[9] 다원주의론(윤혜

---

[8] 이웃 지역의 국가들로부터 복지정책을 모방하는 공간적 확산과 상대적으로 발전수준이 낮은 국가로 이전하는 계층적 확산 등이 있다. 국민의료보험제도는 분기점이 되는 일정한 사회경제적 발전의 수준 그리고 비교적 높은 수준의 정치적 민주화가 이루어진 국가에서 채택되는 경향을 설명한다는 점에서 준확산 이론으로 설명하고 있다.

16

미, 1987; 최세종 1987; Marmor, Theodore and David Thomas 1972), 음모론(김종덕, 1988) 등으로 설명하고 있다. 한편으로 권력의 한 범주로서 계급을 경영자, 노동조합, 정당, 정부기구 등으로 대체시키는데 결국 자본주의의 계급권력관계를 초월하여 자본주의를 강화시키는 데 공헌하는 것이 복지정책이라는 정치·경제학적 연구가 있다.(원석조, 1990; 김연명, 1989) 또한 개발도상국가들은 정치상황이 불안전하여 의료정책 역시 경험이 없는 극소수의 정치인에 의해서 이루어지고 있다는 분석도 있다.(Arthur Livingstone, 1969) 그리고 정책분석에서 어느 한 가지 방법만으로 분석틀을 사용하는 데 무리가 있기 때문에 우리나라의 의료보험정책에 관해서 ① 지도자의 의지 ② 선진국의 사례 ③ 국민의 욕구 ④ 시민단체의 노력 ⑤ 전문가 집단의 노력 등으로 설명하기도 한다.(이규식, 2000)

지도자의 의지는 국가엘리트론적으로 설명이 가능하며, 선진국의 사례는 준확산 이론으로 그리고 국민의 욕구, 시민단체의 노력, 전문가 집단의 노력은 다원주의이론으로 설명이 가능하다. 다른 한편으로 정부와 보건의료 전문이익집단 간의 관계는 전반적으로 사회조합주의 모형에 근접하며 시간이 진행될수록 더욱 강화된다는 연구도 있다.(김순양, 1994)

토인비에 의하면, 문명의 발달은 소수의 창조적 집단의 노력에 의

---

9) 기존 문헌고찰에서 엘리트이론의 대표적인 학자는 손준규와 최천송이다. 1963년도 최초로 입법화된 의료보험법이 성립되는 계기의 원천을 설명하는 데 있어서 최천송은 법안이 입안되고 최고회의를 통과하는 과정에 참여한 소수 선진 전문가들의 활약의 결과로 성과를 돌리고 있으며, 손준규는 보다 구체적으로 의료보험법의 입안 및 개정과정에 참여했던 역시 소수 전문가의 활동을 거의 영웅적으로 취급하였으며, 나아가서 1977년도 의료보험 실시의 결정적인 요인으로 대통령의 의지를 들고 있다.

해서 이루어졌다고 말한다. 즉 소수의 국가엘리트는 사회적 도전에 대하여 적절한 대응장치를 마련하여 사회를 그 대응에 따라 이끌어 간다는 것이다. 밀스(Mills)는 권력엘리트란 정치적·경제적 군부노력이 서로 중복되어 구성되었으며 이들은 대중의 운명을 결정하고, 인도할 수 있는 강력한 힘을 가졌다고 설명하고 있다. 그러한 엘리트 집단들은 그들의 이익이 존재하지 않으면 어떠한 변화도 원치 않게 된다고 주장한다. 반면에 그 밖의 많은 이론가들은 사회변동에 있어서의 국가엘리트 집단의 중요성을 강조한다.

1961년부터 1984년까지의 한국의 정책사례 66개를 통해서 보면 정부가 35건, 국회가 10건, 대통령이 6건, 지방정부(서울) 4건, 지역상공인 1건으로 총 56건 중 정부 및 대통령이 정책의제를 제시한 경우가 41건으로 반수를 넘었다.(채경석, 1985) 이것은 우리나라의 일반적인 정책의제 채택의 형태가 대부분 국가엘리트들에 의해 채택되었음을 말해 주는 것이다. 의료보험정책의제도 국가엘리트들에 의해 채택되었다고 볼 수 있다.

일본도 당고정저[10] 현상이 두드러진 편이므로 역시 국가엘리트가 정책의제형성과정을 주도할 가능성이 높아서 시기에 따라 국가엘리트 이론을 적용시킬 수 있다. 전후 일본헌법에서 의회는 국가의 최고 권력기관으로 확고하게 자리잡았다. 어떠한 정책도 중의원과 참의원의 승인 없이는 법이 될 수 없는 구조적 틀 속에서 의회의 영향력은 대단하다. 자민당이 1993년까지 해도 중의원의 반수 이상 다수 의석을 차지하여 의회와 내각을 장악해 왔다. 이는 각종 정책 제안이 정책이

---

10) 오늘날 대부분의 국가에서 볼 수 있는 현상은 행정국가현상으로서 입법부가 행정부에 종속되어 있어 모든 결정을 행정부가 주도하고 있다. 그러나 일본의 경우는 내각책임제국가일 뿐만 아니라 그들의 행정부자체의 속성으로 인해 오히려 행정부가 다른 액터, 특히 정부여당에 종속되는 현상을 나타내고 있다. 이러한 현상을 党高政低이라 한다.

나 법이 되기 위해서는 자민당 정치인들의 승인이 있어야 함을 의미한다. 이것은 다른 측면에서 보면 의회가 주권을 보유하고 내각이 책임지는 법적인 틀과 일당지배의 정치적인 틀 속에서 행정관료들이 움직여야 했다는 것을 의미하기도 한다.(이호철, 1996)

## 2. 이론 분류

이론은 사회를 보는 기본적인 시각을 제공해 주는 것으로서, 사회적 현실(social reality)을 이해하고 설명하여 예측 가능하도록 하는 일련의 개념체계이다. 사회적 현실을 보다 잘 이해하기 위한 분석단위로서 개인의 행위인 미시적 수준과 사회구조인 거시적 수준으로 나누어서 이론을 분류하였다. 미시적 입장은 분석 단위가 개인의 행위(개인주의)이며, 관찰자의 위치는 주관적이다. 그리고 사회적 성격은 합의에 중점을 두며 연구의 시간적 틀은 현재에 집중되고 방법론적 개인주의에 기반을 두고 있다. 그래서 이해의 폭은 개별 기술적(의미 해석)이다. 다시 말해서 개인의 행위가 자발적이라고 보고 개인의 행위의 의미를 이해할 수 있는 개별 기술적인 방법이 사용되며 개인의 합의에 의하여 사회적 상호작용이 발생한다. 행위의 주체가 개인이므로 개인이 존재하는 현재를 중요시하고 있다. 거시적 입장은 분석단위가 사회적 그물(구조주의)이며, 관찰자의 위치는 객관적이다. 그리고 사회적 성격은 갈등에 초점을 맞추고 방법론적 전체주의이다. 덧붙여 말하면 거시적 입장은 사회적 구조를 개인의 행위보다 중요시하며 사회구조를 보다 잘 이해할 수 있는 보편적인 법칙 정립적인 방법을 취한다. 이어서 구조의 존재 장소로서 국가와 사회라는 입장에서 이론을 구분할 수 있다. 국가는 하나의 상위체제이고, 사회는 국가 내의 구성요소·구성부분이다. 국가가 전체라면 사회는 부분이다. 국가는 제도들 간 기능적 성격의 통합이라면, 사회는 사회적 집단들 간 관계적 성격의 통합이다.

이러한 논리에 근거해서 개인 및 집단 행위의 크기를 어떻게 볼 것인가 하는 것과 관련하여 거시적·미시적 차원의 세로축과 사회현상을 어떻게 볼 것인가 하는 것과 관련하여 국가·사회를 가로축 나누어 사회이론을 네 개의 패러다임으로 크게 분류했다.〈그림 2-1〉

1) 거시적·사회 수준 이론이란 국가 수준에서 작용하는 과정에 관한 연구이다. 즉 특정 분야의 정책이 복지국가의 성장, 자본주의 경제에서 국가의 역할, 또는 사회에서 권력의 배분과 같은 거시사회의 결과로 대두된다고 보는 입장이다. 거시적·사회중심 패러다임은 근대화이론, Marxist 이론, 사회조합주의 이론이 이에 해당된다. 사회조합주의 이론은 근대화 이론, Marxist 이론보다 덜 거시적이고 사회 중심적이다.

2) 거시적·국가중심 패러다임은 확산론, 국가조합주의, 신제도론을 들 수 있으며, 특히 확신이론은 다른 두 이론보다 거시적 측면이 두드러지게 나타난다.

3) 미시적·국가중심 패러다임은 국가엘리트론이 이에 해당된다. 국가엘리트론은 정부 내의 엘리트들의 역학관계를 분석하므로 국가중심이면서, 개인행위자를 대상으로 하기 때문에 또한 미시적이다.

4) 미시적·사회중심 패러다임은 다원주의론, 기업엘리트론이 이에 해당되는데, 특히 다원주의론은 거시와 미시의 중간형태이면서 사회중심론에 가깝다.

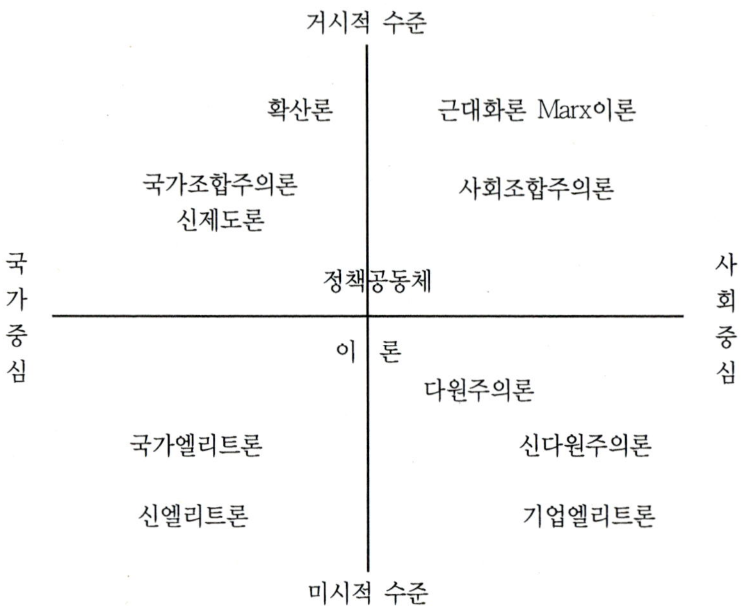



네 가지 패러다임 중에서 거시적 측면은 제외하고 미시적 측면인 미시적 국가중심이론(국가엘리트이론)과 미시적 사회중심이론(다원주의이론)을 구체적으로 설명하고자 한다.

## 1) 미시적 국가중심론

미시적 국가중심론에 해당하는 것은 밀스(Mills)의 국가 엘리트론, 브라츠(Baratz)와 바흐라크(Bachrach)의 신엘리트론(Neo-elitism)이다. 신엘리트론자들의 주장은 달(Dahl)의 실증적 접근방법이 단순한 명성에 의하여 엘리트의 권력행사를 파악하려고 한 헌트(Hunter)의 방법보다는 우수하지만 엘리트에 의한 권력행사의 다른 하나의 측면을 고려하지 못하고 있다고 비난하였다. 그들은 정책결정에 영향을 미치는 정치권력은 두 가지 얼굴(two faces of power)을 지니고 있다고 주장한다. 밝은 측면의 얼굴은 정책문제를 해결하기 위한 정책결정에서 영향력을 행사하고, 어두운 측면의 얼굴은 정책결정과정에 선행하는 정책문제의 채택과정에서 영향력을 행사하는 것이다. 전자의 경우는 Dahl이 분석하고 있지만, 후자의 영향력은 엘리트에게 불리한 문제가 처음부터 제기조차 되지 못하도록 요구를 억압하는 데 행사되기 때문에 은밀하고 비밀리에 행사되고, 바로 이 때문에 명시적으로 드러난 영향력을 분석의 대상으로 삼은 Dahl의 실증적 방법론으로는 분석되지 못하고 있다는 것이다. 이 이론의 관점에서 보면 사회복지의 속성상 다른 정책과 달리 일차적인 사회통합의 목적이 있기 때문에 다른 얼굴이 적용될 가능성이 희박하다.

## 2) 미시적 사회중심론

미시적 사회중심의 이론에 해당하는 것은 Hunter의 기업엘리트이론, 다원주의이론, 신다원주의론이 해당된다. 다원주의는 한 사회 내에는 여러 집단이 존재하고 이들은 정치의 핵심이 되며, 어떤 목적(이익)을 달성하기 위하여 상호견제와 균형을 이루고 있다고 보았다. 공동의 이익을 가진 개인들은 자신들의 이익을 주장하면서 공식적·비공식적으로 뭉쳐서 정부에 압력을 행사하게 된다. 정부제도나 정부와 관련된 어떤 것에 대해 자기 것을 주장하게 될 때, 정치적이라고 평가할 수 있다. 결국 개인들의 집합인 집단들은 공공정책에 영향을 미치기 위해 상호투쟁을 하게 되며, 그 결과 형성된 공공정책은 집단투쟁에 의해 균형에 도달한 것이라 하겠다. 이 균형은 이익집단들의 상대적 영향력을 행사하는 집단이 원하는 방향으로 움직이게 된다는 것이다. 따라서 다원주의는 민주주의가 정착된 사회, 즉 다원화된 사회에서 각 이익집단들이 합법적으로 자신들의 이익을 주장하고 그것이 정책결정 속에 반영될 수 있는 사회에서 적용될 수 있을 것이다. 다원론의 핵심은 집단과 엘리트 간의 경쟁으로 압축된다. 국민은 집단을 매개로 그들의 이익을 정치과정에 반영하고 엘리트 간의 경쟁구조를 통하여 그 이익이 수렴된다고 보는 것이다. 그래서 정치현상에서 국한해서 볼 때 엘리트요소와 다원주의 요소의 구별이 어렵지만 미국의 의료정책에 관해서는 다원주의적 요소가 나타나고 있다.(Robert, 1978)[11] 다원론은 국가를 정치적 투쟁의 장으로 보며, 그 투쟁의 결과를 국가가 선택한 공공정책으로 간주하고 있다.(Shalev, Michael 1983) 따라서 공공정책의 일원인 공공의료도 정치적 투쟁의 산출물이며, 그 규모는 사회 내에서의 계급적 세력의 분포에 따라 결정된다는 것이다. 즉 공공의료와 같은 사회복지정책을 선호하는 계급이 강하면 공공의료도 그 규모가 커지며, 역으로 약하다면 공공의료규모는 적다는 주장이다.

---

11) 클린턴은 1993년 1월 20일 취임선언을 하였고, 2주일 후인 2월 5일, 클린턴 대통령은 최초의 전국가족휴가법안인 가족 및 의료 휴가법에 서명함으로써 그의 첫 번째 입법적 성공을 축하하였다. 이 법안은 2월 3일 하원에서 264 대 163으로 통과되었고 상원에서는 71 대 27의 큰 폭으로 통과되었다. 이 법안의 제정은 공화당 백악관(부시 대통령은 이 법안에 2번의 거부권을 행사했었다)과 민주당이 우세를 보이고 있었던 의회 간의 8년 동안의 투쟁을 종식시켰다.(Wisen, Steven K. 1994)

## 3. 분석틀

미시적 국가 중심이론에 해당하는 국가 엘리트이론과 미시적 사회 중심의 다원주의이론을 분석틀의 이론으로서 선정하고자 한다. 그리고 본 연구에서 사용되는 의료보험정책결정의 영향력의 요소들은 일반적인 이론가에 의해서 경험적·실증적으로 검정된 네 가지의 일반요소와 그에 따른 설명요소로 구분하였다. 일반요소와 설명요소를 설명하면 다음과 같다. 1) 정부역할 및 행정이념은 정부행위자 집단과 그들 행위주체자들의 사고, 즉 행정이념으로 구체적으로 분류하였다. 2) 집단의 수 및 성격은 비정부행위자 집단, 즉 의료실무자, 의료전문가, 의료관련이익집단 및 시민단체 등이 증가하는 수 및 성격에 관련된 것이다. 3) 권력소재 및 배분상태는 정부행위자 집단과 비정부행위자 집단 간 영향력관계에 관한 것이다. 즉 힘(power)의 역학관계를 설명하는 것이다. 4) 정책과정상의 접근성은 정책의제 설정 및 정책채택과정에서 투명성에 관한 절차적인 방법에 관한 내용이다.

의료보험제도의 도입단계, 발전단계, 확립단계의 각각 단계[12]마다 일반요소 네 가지의 각 구성 요소들의 역할을 통해 국가엘리트적인 특징과 다원론적인 특징을 도출한다. 이렇게 구분된 요소들이 의료보험정책의 형성과정, 즉 도입단계, 발전단계, 확립단계에서 어떠한 역할을 행하는지를 구체적으로 분석할 것이다. 이러한 제반 상황을 고려하

---

12) 도입단계는 한국과 일본이 최초의 의료보험법이 제정되는 시점의 전·후를 기준으로 구분하였다. 발전단계는 전 국민이 의료의 혜택을 약 50% 이상 받는 시점을 선정했다. 확립단계는 전국민의료보험법이 통과되는 기간이다. 한국과 일본의 제도의 도입, 발전 및 확립 단계의 구분 기준은 법률제정 시기, 적용인구비율만을 사용하였고, 제도의 내용(급여 내용, 수가책정 등)에 관해서는 생략하였다.

여 준거틀로 제시하면 〈표 2-1〉이 된다.


〈표 2-1〉 한·일 의료정책의 형성과정 비교분석 틀

| 구 분 | 형성과정 | 의료보험 제도의 도입단계 | 의료보험 제도의 발전단계 | 의료보험 제도의 확립단계 | 비 고 |
|---|---|---|---|---|---|
| 일반요소 | 설명 요소 | | | | |
| 정부역할 및 행정이념 | 정부행위자 집단[행정 관료, 의회(여·야) 대통령(수상 포함) 및 가치(민주성, 형평성, 능률성, 합법성)] | 의료문제의 도입과정에서 의료 정책에 어떠한 요소가 중요한 영향을 미치는지를 4개 요소의 비교를 통해서 이론을 설명한다. | 사회문제로서 의료문제가 정책문제로 발전되는 과정에서 4개 요소가 의료정책결정에 어떠한 상호작용을 하는지에 관해서 맥락을 파악하고 이론을 선정한다. | 정책이 구체적인 법으로 나타나는 의료정책의 확립단계에서 4개 요소가 의료정책결정에 어떠한 작용을 하는지를 고찰하여 이론을 선정한다. | 2개 국의 의료보험 정책의 발전에 국가엘리트적요소가 작용하는지를 고찰한다. |
| 집단의 수 및 성격 | 비정부행위자 집단(의료실무자, 의료전문가, 의료관련이익집단, 시민단체) | | | | |
| 권력소재 및 배분상태 | 정부행위자 집단과 비정부행위자 집단 간의 영향력 관계 | | | | |
| 정책과정상의접근성 | 정책의제설정, 정책의제채택과정에서 투명성 | | | | |


일반적인 요소와 관련된 설명요소들의 관계를 구체적으로 설명하면 다음과 같다.

1) 정부역할 및 행정이념에 관한 것이다. 정책결정과 관련해서 정부의 역할을 논할 때, 정부의 일방적인 결정, 이익집단과 합의에 의한 결정, 노·사·정 삼자에 의한 경쟁자로서의 정부, 중립자로서의 정부 등 사회정책결정에 있어 정부의 기능이 중요한 섹터가 된다. 특히 정·관·재(경)의 공생구조인 이른바 철의삼각형(iron-triangle) 형성되는데, 즉 관료들의 예산획득을 도와주는 대가로 이권에 대한 압력을

넣는 반면에, 인·허가권을 쥐고 있어 재계에 큰 영향이 있는 관청은 재계에 대한 응원단 의원들의 애로 사항들을 해결해 줌으로써 득표에 적극적으로 나선다〈그림 2-2〉.

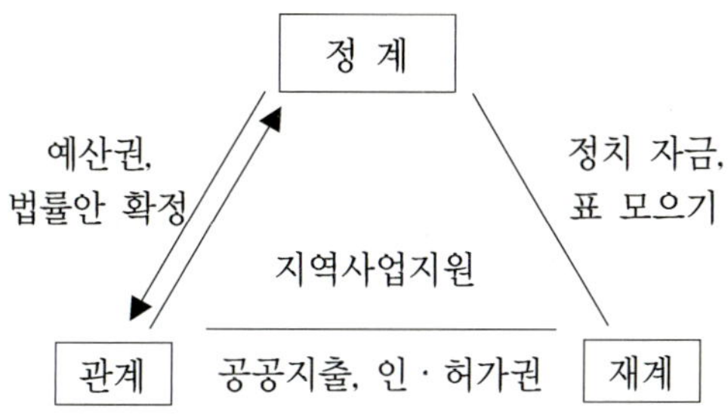

〈그림2-2〉 정·관·재(경)의 공생구조



　행정이념에 관한 국가엘리트론자들의 가치는 능률성, 생산성의 도모에 있고 사회를 수직적인 개념으로 파악하고 있다. 반면에 다원론자들의 가치는 합법성 및 형평성에 더욱더 가치를 두고 있다.

　2) 집단의 수 및 성격에 관한 것이다. 집단의 수에 관해서 국가엘리트론자의 주장은 대중들이 한정된 집단에 소속되어 있으며 집단도 한정적이다. 반면에 다원론자의 주장은 대중들은 여러 집단에 소속되어 있고 집단의 수는 무제한 적이다. 국민(사기업, 노동조합, 단체)들이 특정 정치 결정에 대해 어느 정도 관심을 갖고 있는가를 보여줄 수 있는 방법으로서, 로비활동을 정치과정상에 있어서 합법적이고 가치 있는 것으로 투입한 것이다. 집단의 성격은 노동계급의 성장이 사회보장제도의 성립요인으로 자주 거론되고 있다. 노동계급의 요구와 자본의 욕구가 국가기구에 매개되면서 국가의 재정능력과 정책집행능력, 노동시장정책 등이 결합되어 사회정책의 발달을 규정한다는 Offe와 같은 견해도 있다.(Offe. C, 1984) 집단(정당·이익단체 등)이 시

민·시민단체 입장에서 이익을 대표하든지 또는 정부나 의회를 향해서 자신의 이익을 먼저 생각하느냐에 따라 집단의 성격을 달리할 수 있다.(강성도 외, 1998)

이익집단의 형태를 종축으로 성장유형에 의거해서 자율형인가 종속형인가로 나눌 수 있고, 횡축으로 국가와 관련해서는 활동형태가 협력형인가 갈등형인가로 구분할 수 있다.[13] 자율형이란 임의단체로서 국가로부터 아무런 통제 없이 사회적·경제적 이익 등과 같이 여러 가지 이익의 반영을 사회구성원의 자발적인 의사에 의하여 단체를 설립·발전시키는 형태이다. 그리고 종속형이란 일종의 법적 단체의 성격을 지닌 것으로 특별법과 같은 법규를 통해서 국가에 의하여 강제적으로 또는 제도적으로 단체가 설립·성장되어 국가에 의한 강력한 통제를 받는 형태이다.

활동형태 분류에서 협력형은 이익집단의 활동이 국가가 추진하고 있는 정책목표 범위 내에서 활동하며, 단체 자체가 자신들의 이익보다 국가의 발전목표 수행을 우선시하면서 협력적인 양태를 취한다. 또한 갈등형은 이익집단의 활동이 국가의 정책목표와 자주 상반되는 상황이 전개되는 유형이다. 활동유형에 따른 이익집단의 분류를 성장과정과 관련시켜 유형화하면 〈그림 2-3 한국의 예〉같이 나눌 수 있다.(강성도, 2002)

---

13) 김영래, "한국이익집단의 형성과 발전", 「현대사회」, 겨울호, 1986, p.199.

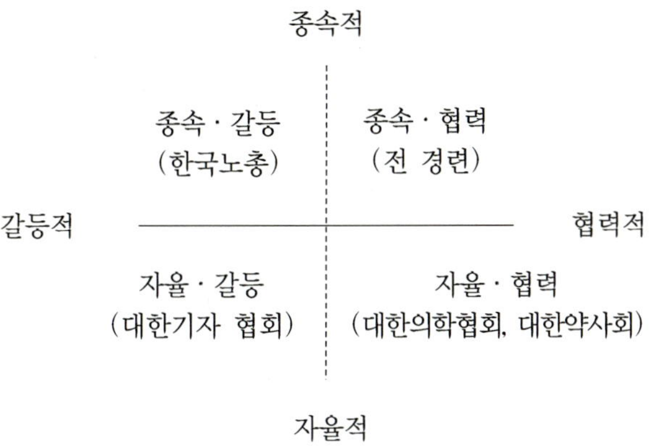



3) 권력소재 및 배분상태에 관한 것이다. 정부행위자 집단과 비정부행위자 집단 간의 영향력관계에 초점을 맞추었다. 국가엘리트론자들은 제도적 지위나 공통적, 사회경제적 지위나 배경에 두는 데 비하여 다원론자들은 조직적, 사회적, 경제적, 개인적인 기반 등 다양한 것으로 본다. 따라서 전자는 권력이 비교적 동질적인 엘리트 계층에 집중되어 있는 것으로 생각하는 반면에 후자는 경쟁적이고 이질적인 집단으로 광범위하게 분산되어 있는 것으로 본다.

국가 엘리트의 종류는 중간계급, 전통적, 군주적, 공산주의자들로 나눌 수 있다. 본 연구에서는 한국과 일본에서 적용할 수 있는 전통적, 군주적 엘리트에 국한해서 설명한다. 전통적 엘리트는 명성이나 지위를 우선시하며, 군주적 엘리트는 국가의 역할, 특히 의회와 협력하는 데 역점을 두고 있다.

4) 정책과정상의 접근성에 관한 것이다. 정책과정은 시민사회에 있어서의 온갖 부분적 이익과 대립을 인식하고 그것을 조절하며 특수한 부분이 가지는 모순까지도 인정하면서 그것을 초월하는 바른 것을 구

하여 가능한 한 바른 정책을 제정함으로써 국가적 행동으로서의 역할을 행하기 때문에 정책형성과정에서 투명성과 절차성은 공공정책형성에 많은 영향을 미친다. 국가엘리트론자들은 정책의제설정과정에서 동원형·내부접근형이나 무결정, 즉 폐쇄형, 비민주적 방법을 통하여 엘리트 계층의 이익이 반영된다고 본다. 또한 엘리트들의 계층은 응집력이 있고 공통 이해관계를 가지면서 움직인다고 보고 있다. 반면에 다원론자들은 외부주도형, 즉 개방형, 민주적인 방법을 통하여 모든 국민의 이익이 반영될 수 있고 국가엘리트들의 관계는 상호 경쟁적인 것으로 파악된다. 정부역할 및 행정이념, 집단의 수 및 성격, 권력소재 및 배분상태, 정책과정상의 접근성 등의 네 가지 요소들의 역학관계에 따라서 국가엘리트론과 다원주의론의 구별기준을 정리하면 〈표 2-2〉와 같다.

〈표 2-2〉 정책과정을 설명하는 국가엘리트론 & 다원주의 특성

| 분류 / 결정요소 | 국가엘리트론 | 다원주의론 |
|---|---|---|
| 정부역할 및 행정이념 | 행정부 중심 국가로 정부의 역할은 능동적이고, 자율성이 있다. 관료들의 가치는 능률성과 생산성을 행정이념으로 생각하고 있다. 정부행위자 집단의 제한된 경쟁에 의해서 정책을 결정한다. | 정부도 하나의 이익단체에 불과하므로 수동적이며, 때로는 심판자로 자율성이 보장된다. 관료들의 가치는 합법성과 공평성을 행정의 최고의 이념으로 생각한다. 정부행위자 집단뿐만 아니라 이익집단 간의 경쟁에 의해서 정책을 결정한다. |
| 집단의 수 및 성격 | 비정부 행위자 집단의 수는 제한적이고 대중은 한정된 집단에 소속되어 있어 단결력이 강하고 폐쇄적이고, 동질적이다. | 비정부행위자 집단의 수는 제한이 없고, 대중은 여러 집단에 동시적으로 소속되어 있어 응집력이 떨어지고 개방적이며 이질적이다. |

| 분류<br>결정요소 | 국가엘리트론 | 다원주의론 |
|---|---|---|
| 권력소재<br>및<br>배분상태 | 권력의 소재는 한정된 제도적 지위로 실체설에 바탕을 두고 있고 권력의 배분상태는 동질적 엘리트 계층에 집중된다. 정부행위자 집단의 힘(power)이 비정부행위자 집단의 힘보다 강하다. | 권력의 소재는 정치·경제·사회적으로 다양하며 관계설에 기반을 두고, 권력의 배분상태는 경쟁적이고 이질적인 광범위한 집단에 분산되어 있다. 정부행위자집단과 비정부행위자 집단의 힘이 동등하다. |
| 정책<br>과정상의<br>접근성 | 의제채택형태는 동원형과 내부접근형의 형태를 취하고, 정책결정과정은 폐쇄적이고 비민주적이다. | 의제채택형태는 외부주도형의 형태를 취하고, 정책결정과정은 개방적이고 민주적이다. |

　　비교분석에 앞서 기간을 구체적으로 나누면, 한국과 일본의 의료보험정책 발전에 관한 연도는 「의료보험의 도입단계」에서 한국은 해방 이후부터 강제가입 의료보험(1977년)[14]이 실시하기 전까지를 설정하였고, 일본은 1870년 독일식의료제도의 채택부터 제2차대전 전까지 기간을 설정하였다. 「의료보험의 발전단계」에서 한국은 1977년의 강제가입을 골자로 하는 의료보험법개정(제1차 개정) 시부터 1986년 9월 전국민의료보험법안이 통과되기 전까지를 설정하였고, 또한 일본도 제2차대전 이후부터 전국민의료보험이 실시되기 전까지 기간을 설정하였다. 「의료보험의 확립단계」에서 한국은 1986년 9월 전국민의료보험법안이 통과된 후 전국민의료보험법이 실시되는 1989년 7월까지, 일본은 전국민의료보험 실시에 초점을 맞춘 1961년의 환경적·사회적 여건을 조사하였다〈표 2-3〉.

---

14) 동법이 적용상의 문제, 국고부담의 과중 때문에 실시되지 못하고 있다가 1977년 7월 1일부터 500 이상 직장근로자들에게 강제적으로 적용한다.

### 〈표2-3〉 단계별 의료정책의 형성과정

| 국 가 / 형성과정 | 의료보험 관련 주요입법 | |
| --- | --- | --- |
| | 한 국 | 일 본 |
| 의료 보험제도의 도입 단계 | 1963년 11월 산재보험법제정. 12월 의료보험법제정. 1970년 8월 강제가입을 골자로 한 의료보험법개정이 통과되지 못함. | 1922년 국민건강보험법공포. 1938년 국민건강보험법 제정. |
| 의료 보험제도의 발전단계 | 1977년 500인 이상 고용 사업장 의료보험 강제실시. 1979년 1월 공무원 및 사립학교 교직원. 7월 300인 이상 고용 사업장 의료보험 강제적용. 1980년 12월 농어촌 보건의료를 위한 특별 조치법 제정. 1981년 1월에는 100인 이상 사업장. 4월 의료보험법을 개정하여, 7월부터 홍천. 옥구. 군위시범 사업실시. 1982년 7월에는 강화. 보은. 목포의 3개 지역에 대하여 시범사업 실시. | 1947년 사회보험제도 요강 발표 1948년 국가공무원 공제조합법 제정. 1953년 사립학교교직원 공제조합법 제정. 일용노동자건강보험법 제정. 1954년 국고부담 도입. 1956년 공공기업체 직원 등 공제조합법제정. 1958년 국보법 전면개정. (국민개보험의 추이. 피보험자50% 급여). |
| 의료 보험제도의 확립단계 | 1986년 9월 전국민의료보험 실시 법안통과. 12월 국민연금법제정. 1988년 1월 농어촌 지역 보험실시. 1989년 장애인복지법제정. 1989년 7월 전국민의료보험 실시. 1997년 12월 국민의료보험법 공포. 1998년 2월 의료보험통합 합의. | 1959년 재단법인 국민건강보험협회가사단법인 국민건강보험 중앙회로 개편(전국민의료보험 실시에 대처). 1961년 전국민의료보험 실시. |

## Ⅲ. 한국·일본의
## 의료정책 현황 및 전개과정

## 1. 의료정책 현황

정치체제는 새로운 요구의 도전에 직면하게 되면 본능적으로 이에 대한 적응을 시도하며, 기존의 구조와 문화로는 이에 대응할 수 없기 때문에 문제해결의 효율성을 증진시키기 위해 구조적인 분화와 기능적인 전문화, 문화적인 세속화와 하위체제의 자율성 증대를 추구한다고 한다. 구조적인 분화와 기능적이고 문화적인 세속화를 통해 정치체계는 문제해결의 능력을 배양하고 산출효과와 정책성과를 증대시켜서 체제성원의 기대욕구를 충족시킴으로써 평형을 유지하게 되는데, 이러한 현상을 일컬어 Almond는 정치발전으로 간주했다.[15] 이러한 맥락에서 의료정책의 변천과정을 구체적으로 설명하고자 한다.

의료에 대한 사회보장정책의 목적은 국민이 필요로 하는 의료서비스를 큰 비용부담 없이 쉽게 이용하도록 하여 국민의 건강증진을 도모하는 것이며, 이러한 의료보장정책의 본질적 가치는 개인의 힘으로 해결하기 어려운 의료문제를 사회연대성과 상호부조의 원리에 의해서 해결하도록 함으로써 국민 모두가 더불어 잘살고 발전을 지향하는 것이다.

선진국들의 예산 중 보건의료 분야 예산이 차지하는 비중이 계속 증

---

15) 김호진, 전게서 p.85.

가하고 있다. 이는 인구가 고령화되고 의료기술이 발달함에 따라 의료비 상승이 소매물가 상승률을 상회하기 때문이다. 정부는 과거보다 효율적인 의료급여의 요구에 직면하여, 의료비 지출의 총 효율성뿐만 아니라 후천성 면역결핍증과 같은 새로운 질병, 장기이식술과 같은 새로운 의료기술, 의료장비의 기술적 발전 등으로부터 비롯되는 새로운 진료비용의 증가들에 대해서도 문제의식을 갖게 되었다. 이러한 문제의식 중에 첫째로, 오늘날과 같이 의료의 제반사항들에 대해 문제의식을 갖는 것 자체가 보건의료에 관한 의사결정의 책임과 권한을 가진 의료전문가들에게 상당히 위협이 되고 있다는 사실이다. 둘째로, 보건의료에 대한 중요한 문제들이 실질적인 해결이 어렵다는 사실이다. 만일 한정된 자원이 적합한 의료에 집중되려면, 적합한 의료가 무엇인가를 알아야 한다. 보건의료 분야에서는 대체적인 처치의 필요성과 그 가치에 관한 견해들이 다양하다. 많은 경우에 전문의사들은 최적의 처치에 대하여 서로 의견이 다를 수 있으며 많은 의료행위들이 비과학적인 방법으로 행하여지는 경우가 종종 있다. 그리고 질병치료에 관한 많은 이론들이 충분한 인정을 받지 못해 왔고 "치료결과로 얻은 의학지식"에 기초한 의견의 일치는 통례적인 일이기보다는 오히려 예외적인 경우에 해당한다. 이러한 이유로 인해 의료정책은 다른 공공정책보다 결정하기가 어렵다.

## 1) 한 국

우리나라는 단군 이래 상부상조의 미풍양속을 꿋꿋이 지켜왔으나 일제하의 민족 말살과 수탈정책에 따라 인보조직의 상당부분은 와해되었으나, 광복에 따라 면면히 흐르던 민족정신이 회복되어 인보공제의 공동체가 광범위하게 형성되었다. 일제강점기시대 정부의 복지에 관한 고려는 보건위생 분야에 집중되어 있었는데, 정부 내에 위생국을 설치하고 빈민진료를 위해 공공자금으로 운영되는 공립병원을 짓는가 하면 아편취체령(阿片取締令)을 제정공포하고 폐결핵의 예방작업을 전개한 것 등이 중심 활동이었다.[16]

해방 이후 한국사회는 급속한 자본주의화 과정을 거치면서 본격적인 산업사회로 이행되었다. 1960년대 이후 한국사회는 산업화 과정에서 발생하는 다양한 사회적 위험의 해결과 산업사회의 유지 필요성에 의하여 서구 선진 복지국가들에서 실시되고 있는 각종 사회복지제도를 점차적으로 도입하여 실시하고 있다. 그러나 실질적인 사회복지급여의 수준이나 사회복지체계의 접근성이나 몸으로 느끼는 정도는 매우 낮은 실정이다.

이러한 원인은 우리나라의 성격이 다른 선진 복지국가들과 비교하여 특수한 성격을 지니고 있다는 점이 주된 요인이라고 할 수 있다.

미국의 사회복지가 개인주의, 자유주의, 자원주의의 영향을 많이 받았고 일본의 사회복지는 국가주의, 가족주의, 엄격한 상하관계 문화의 영향을 많이 받았다면, 한국의 사회복지는 권위주의적 국가체제의 영향을 받으면서 발전해 왔다고 할 수 있다. 이러한 권위주의적 체제는 조선시대부터 시작되었다. 즉 조선시대를 권위주의 국가라고 한다. 조선조까지의 의료정책은 각종 전염병의 관리와 기근대책을 위주로 하여 재원의 확보가 중요하게 다루어졌는데, 의원, 또는 위생의 배출과 농가 스스로의 약재의 재취, 비축을 권하여 약재를 쉽게 구하도록 하는 정도가 지배층 의료정책의 기본 방향이었다. 그 당시 국민 스스로 의료정책에 대한 욕구는 찾아보기 어려운 시절이었다. 일제강점기하의 의료정책은 치료비를 지불할 수 있는 계층만이 의료서비스를 받을 수 있었다. 광복 후 한국에는 미군정의 실시로 미국의료행정체계가 도입

---

16) 朝鮮 施政25年史(朝鮮總督府, 1935), pp.296－298.

되면서 의료부문을 복지행정 차원에서 다루게 되는 전환기를 갖게 되었다. 대한민국정부가 수립되어 한국민 스스로 정책결정권을 갖게 되면서 의료행정은 외형적으로나마 형태를 갖추기 시작하였다. 그러나 6·25 동란을 겪게 되어 피난민과 전재민의 구호와 아울러 수인성 전염병, 결핵 등의 보건문제를 해결하기에도 벅찼으므로 1950년대 말까지는 의료부문의 정책은 거론할 여지가 없었다. 건강보험제도 도입을 위한 연구모임, 사회보장제도 창시에 관한 건의, 각종 병원의 의료공제사업 등 민간의 자발적인 노력이 1960년 전후로 일어났으며, 1963년에는 의료보험법이 제정되었다. 이 법에서는 임의의 보험가입, 보험료의 노사분담, 조합방식 관리체계 등을 골자로 하고 있으며, 1965년부터 11개 조합이 설립되어 임의방식의 공제조합 형태이기는 하나 오늘날 의료보험이 싹을 텄다.

한국의 의료보험제도는 우리의 역사와 문화적 전통이 다르고 또 많은 시행착오를 겪어 온 독일과 일본의 조합방식을 모방하여 운영한 결과로 인하여 적지 않은 문제점이 노출되어 1997년 12월 국민의료보험법이 공포(1998년 10월 1일 시행)되어 공·교공단과 227개 지역조합이 통합되어 현재 시행되고 있다. 의료보험 적용연구 현황을 보면 〈표 3-1〉과 같다.

그리고 1998년 2월 노·사정 위원회에서 의료보험통합 합의에 서명하여 국회에 통과됨으로써 145개 직장조합까지를 포함한 완전통합을 이룩하여 2000년 1월부터 시행예정에 있다. 이러한 큰 목표는 「하나의 민족」이라는 의식이 강하게 자리잡고 있는 우리나라의 특성에도 적합하고, IMF시대에서 국가적으로 큰 어려움을 겪고 있는 경제적 구조조정에 따른 실직자의 증가, 소득감소, 물가상승 등으로 많은 국민들이 고통을 감수해야 하는 상황에서 의료보험의 통합과 같은 사회보장의 사회보장제도의 구조조정이 더욱 절실히 요청된다. 의료보장제도는 그 나라의 역사, 정치, 문화, 지리의 소산이므로 의료공급과 진료비관계는 국가에 따라 다르다. 의료공급이 공적 병원 및 진료소를 중심으로 이루어지는가, 의료비가 공적 구조에 의해 조달되고 있는가에 따라 의료제도는 세 가지 유형으로 구분할 수 있다. 첫째로, 의료공급이나 재정이 공적 구조에 의해 이루어지는 유형으로 유럽제국 및 캐나다 등이 속한다. 이것은 의료비용을 조세로 조달하느냐 또는 보험료로 조달하느냐에 따라 다시 두 가지로 나눌 수 있다. 독일 및 프랑스는 보험방식을 채택하고 있는 데 비해 영국 및 캐나다는 의료비용을 조세에 의해 조달하고 있다. 둘째로, 일본이 채택한 방식으로 의료공급은 사적 구조(공적 병원은 약 20%)이고, 재정은 공적 구조를 중심으로 하는 유형이다. 셋째로, 의료공급이나 재정을 모두 사적 구조를 중심으로 하는 국가 유형으로 미국이 이에 해당한다.

〈표 3-1〉 의료보험 적용인구 현황

(단위: 명, %)

| 구 분 | | | 적용 인구 | 구성비 | 비 고 |
|---|---|---|---|---|---|
| 총 인구 | | | 46,430,000 | 100.0 | 직장 & 통합의료 34.8 : 61.5 |
| 의료<br>보험 | 계 | | 44,721,780 | 96.3 | |
| | 직장 | | 16,141,775 | 34.8 | |
| | 통합<br>의료 | 공·교 | 5,031,349 | 10.8 | |
| | | 지역 | 23,548,656 | 50.7 | 7,825,291세대 |

주: 의료보호 적용인구 제외, 총 인구는 98년도 연앙인구.
출처: 의료보험통합과 정책과제, 국민의료보험관리공단 설립위원회, 1998년 9월.

전 세계의 사회보장제도 방식을 보면 의료보장을 관리하고 있는 국가는 76개국이며, 이 중에서 조합방식은 15개국, 통합방식은 61개국으로 나타나 오히려 통합방식을 채택하고 있는 국가가 많다〈표 3-2〉. NHS(National Health Service) 방식의 도입은 나라 내에 거주하는 모든 사람들에게 의료보장의 혜택을 주는 방식으로 1926년 소련, 1938년 뉴질랜드에서 처음으로 나타났으며, 1946년 영국에서 채택됨으로써 주요국가들에 확산되는 계기가 된다. NHI(National Health Insurance) 방식은 독일, 프랑스, 한국, 일본, 대만 등의 국가에서 채택하고 있으며, 이 방식은 사회적으로 어떤 동질성을 갖는 국민의 보험집단을 형성하여 보험료를 각출함으로써 질병으로 인한 경제적 손실을 분산시키고자 한 것이다.

<표 3-2〉 의료보장의 관리방식 운영

| 구 분 | 조세방식 | | 사회보험방식(NHI) | |
|---|---|---|---|---|
| | 중앙정부(NHS) | 지방정부(RHS) | 조합 방식 | 통합 방식 |
| 관리 주체 | 국가 | 지방정부 | 조합 | 보험공사 |
| 재 원 | 일반조세 | 지방세 | 보험료 | 보험료 |
| 의료서비스 | 포괄적 서비스 | 포괄적 서비스 | 진료중심 | 포괄적서비스 지향 |
| 채택국가 | 영국, 이탈리아, 호주, 뉴질랜드 | 캐나다, 스웨덴, 덴마크 | 독일, 프랑스, 벨기에, 네덜란드, 유고, 일본 | 브라질, 아르헨티나, 코스타리카, 남아공, 이집트, 대만 |

한국의 의료보험의 통합 이슈는 제도 도입 초창기인 1980년대 초부터 줄기차게 제기되어 왔는데 이것은 한국의 의료보험제도가 지니고 있는 구조적 문제점 때문이다. 그리고 의료이용에 따른 본인 부담금이 과중했다〈표 3-3〉.

**〈표 3-3〉 총진료비 대비 실제 본인부담금 비율**

| 종 류<br>연 도 | 입 원 | 외 래 |
|---|---|---|
| 1996 | 43.6% | 63.6% |
| 1997 | 39.3% | 61.1% |

출처: 공·교공단 내부 분석자료, 『최근의보 동향』1998, 5-6월호.

총 진료비 중 환자본인이 병원에 내는 부분이 외래의 경우 60%를 초과하고 있어 의료보험으로 해결하지 못하는 부분은 결국 국민 개인의 가계부담으로 전가됨으로써 저소득층에게는 의료비 부담이 아직도 해결해야 할 과제로 남아 있다. 또한 보험료 부담이 공평하지 못하여[17] 많은 국민들이 의료보험제도에 대하여 만족하지 못하고 있으며, 의료보험의 위험분산기능이 수많은 조합으로 분산되는 바람에 사회연대 기능이 제약되고 있다.

이러한 문제점을 보완하는 차원에서 2000년 1월로 시행이 예정되어 있는 국민건강보험법(안)은 그동안 불편한 관계에 놓여 있었던 보험자와 의료공급자 간의 관계를 발전적으로 재정립하고 의료정책의 맹점을 보완하는 계기가 될 것이다.

어떤 형태로든지 사회보장제도로서 의료보장제도를 실시하고 있는 나라는 전 세계 160여 개 국가 중 84개국에 불과하고, 그나마 전국민 의료보장제도를 제대로 갖춘 자유민주주의국가는 손꼽을 정도에 지나지 않는 점에 비추어 볼 때, 우리나라가 이토록 짧은 기간 내에 전국

---

17) 예를 들면 4인 가족, 종합소득 201만 원, 건물과표 1,299만 원, 토지과표 3,080만 원, 자동차 2,000cc 등 동일한 수준의 능력을 가진 세대일지라도 서울 강서구 조합의 월 보험료는 52,200원인 데 비해 서울 강남구 조합은 32,000원으로 거의 반에 가까운 적은 보험료를 내고 있는 모순이 발생하였음('98, 각 조합 정관 기준).

민의료보험시대를 열게 된 것은 괄목할 만한 성과다. 이로써 모든 국민은 질병에 따른 경제적 부담으로부터 안심을 구가하게 되었다. 보다 세부적으로 어떤 원인에서 1963년에 의료보험법이 제정되었고 1977년에 직장의료보험이 시행되었으며, 1988년부터 농어민, 1989년부터 도시 자영인으로 확대되어 전국민의료보험이 달성되었는가에 관한 질문으로 내용의 전반적인 상황들을 단계별로 검토하고자 한다.

## 2) 일 본

1차 세계대전(1914-1918) 후 노동자를 위한 의료보험은 유럽 외의 국가로 확산되었다. 일본은 이와 같은 법이 1922년에 제정되었다. 일본은 질병금고에 관한 아무런 배경이 없지만, 전통적인 온정주의(paternalism) 정신은 보험제도 도입의 바탕이 되었다. 대규모사업장(300명 이상 사업장)에서의 노동자들은 회사에 의해 마련된 자금을 통해 보험혜택을 받았으며, 5~300명 규모의 사업장에서는 노동부가 아닌 보건부에 의해 보험이 관리되었다. 일본은 의사 권위가 강한 관계로 유럽에서와 같이 의사의 수가 선택과 행위별 수가제가 행해졌다. 부양가족은 진료비의 50-60% 정도의 부분적인 혜택을 받았다. 일본 인구의 1/2만이 이 법의 적용을 받았고 나머지 인구는 1938년 제정된 2차 의료보험법에 의해 적용받게 되었으나, 실제로는 2차 세계대전 후에나 현실화되었다. 후자의 보험 프로그램은 5명 이하의 사업장, 자영업자, 기타 모든 노동자가 대상이 되었으며 이는 지방 정부에 의해 관리되었다.

일본의 보건의료제도는 복잡하다. 이는 지리적 요인, 기후의 다양성, 조밀한 인구밀도 등과 오랜 역사 동안 신속히 변화하는 정치, 경제,

사회적 상황들에 영향을 받으면서 발전되어 왔기 때문이다. 일본의 보건의료제도의 근간은 전 국민을 대상으로 하는 의료보험이다. 현재의 전국민의료보험이 비록 후생성에 의하여 통제되고 있지만 의료보험의 종류에 따라 다양한 양상 가지는 것은 이러한 불규칙이며 단계적인 보험제도의 정비에 의한 것이다.

현재 일본에서는 행정개혁, 경제구조개혁, 재정구조개혁, 사회보장개혁, 교육개혁 등 근본적인 개혁을 향한 모든 방안들이 도입·검토되고 있다. 전후 50년, 모든 분야에서 전면적인 개혁을 촉구받고 있다고 하는 점이 중요한 증거이다. 재정은 적자로 선진국 제1의 채무국에 빠졌고, 또한 경제의 장기침체에 의해서 외국자본은 유출되고 환시세는 급락하여, 이로 인해 주식시세는 하락 일로를 걷고 있다. 재정수지도 적자, 국제수지도 적자인 미국 경제가 경험한 고난의 역사를 지금 일본이 답습하고 있는 것이다. 게다가 인구의 고령화까지 겹쳐서 전후 최악의 위기상황에 쫓기고 있다. 고령화에 따른 의료비의 급증과 다른 한편으로는 경제의 장기정체에 의한 보험료 수입의 저성장 속에서 의료보험은 어떤 제도보다도 심각한 재정위기에 빠지고 있다. 이것은 일시적인 경제불황에 근거한 일시적인 현상이 아니라 보다 근본적인 원인에 근거한 구조적인 현상이다. 따라서 의료보험의 제도개혁은 의료보험제도와 의료제공체계의 전반에 걸쳐서 안정적으로 제공할 수 있는 체계를 만들어 가야 할 필요가 있다. 그러나 이러한 중장기적인 목표의 확립과 함께 적자에 허덕이는 보험재정의 재구축이라는 긴급문제에 대응해야 한다는 긴박한 과제도 안고 있다.

일본의 국민의료비는 인구고령화와 함께 지속적으로 증가추세를 보이고 있으며, 1980년대부터 90년대에 걸쳐 그 규모는 국민소득대비로 약 6%대를 유지해 왔으나, 거품붕괴와 동시에 이 비율도 어긋나게 되었다. 국민소득의 신장은 해매다 기껏해야 1%대에 머물고 있는 데 반하여 국민의료비는 평균 6% 정도의 증가를 계속해 왔고 그 결과 국민소득대비 국민의료비도 상승하여 1995년에는 7%를 돌파하였고 2010년에는 13%가 될 것으로 보이며, 2025년에는 19%까지 상승할 것으로 예측되고 있다. 그런데 일본의 국민의료비는 다른 선진국의 개념에 비해 좁게 정의되어 있다. 이것을 다른 선진제국의 국민의료비 개념에 맞추어 재계산하여 보면 계수는 20% 정도 높아지게 된다. 이것은 최근 의료경제연구기관이 발표한 1993년도를 대상으로 행한 상세한 연구성과에서도 확인되고 있다. 이에 근거하여 국민소득대비 국민의료비를 재추계하여 보면 일본에서는 이 비율이 1995년에 8.64%, 2000년에 10.2%, 2010년에는 15%에 달하여 현재의 서구선진국 수준을 크게 웃돌 것으로 나타난다. 더구나 의료비 증가의 주요인이 되고 있는 것이 노인의료비인데, 매년 8% 전후의 고율로 증가하고 있다. 그래서 보험제도, 의료전달체계에 관하여 근본적으로 재검토할 필요가 있다. 전국민보험체계가 도입된 지 이미 30여 년이 지난 오늘날 여러 사회적 환경이 급변하고 있다. 첫째로, 인구고령화와 자녀수의 감소이다. 발족 당시에는 급성질환이 지배적인 질병구조였으나, 지금은 만성적인 성인병, 즉 생활습관과 관련된 병이 그 중심을 이루고 있다.

둘째, 취업구조가 격변하여 제1차 산업 중심에서 제3차 산업중심의 봉급생활자 사회로 전환한 것이다. 셋째로, 여성의 취업비율이 증가하여 남녀의 역할분담에 큰 변화가 나타났다. 넷째로, 생활수준이 꾸준히 상승하여 사람들이 서비스에 대한 정보와 선택을 필요로 하게 되었다. 최소한의 기초서비스를 필요로 하는 사람에게는 부담능력의 유무와 관계없이 이를 보장한다는 전국민의료보험체제 발족 당시의 사고방식은 오늘 및 장래의 의료보장에 그대로 적용할 수 없게 되었다.

의료보험제도의 재정악화는 이러한 환경조건의 변화를 배경으로 발생한 것이다. 그 때문에 현행제도 안에서 보험수입을 늘리고 보험지출을 억제하는 식의 임시방편적 대응으로는 현행의 각 제도는 붕괴될 수밖에 없을 것으로 판단된다.

일본의 의료보험체계는 1984년 퇴직자를 위한 의료체계가 만들어진 이후 10년 동안 건전하게 운영되어 왔다. 이는 거품경제 기간 동안의 고용과 소득 증대로 인해 발생된 보험료의 증가에 기인한다. 그러나 이것은 사회의 노령화로 인해 증가된 비용부담에 흡수되었다. 개별의료보험의 여건은 보험자에 따라 정도는 다르지만 거품이 꺼진 후 일반적으로 열악한 상태이다. 거품경제에 의해 가려졌던 의료보험체계의 구조적인 문제가 즉각 나타나고 있으며, 더 악화될 것으로 보인다. 시간이 없으며 즉시 근본적인 구조개혁이 요구되는 상태이다.

먼저 구조개혁의 문제로써 의료보험조합은 1994년 회계연도에 처음으로 약 774억 엔의 막대한 적자를 초래하였다. 1995년도에는 적자가 1222억 엔으로 팽창하였다. 적자조합의 수는 거의 60%에 달하였다. 피보험자 수의 측면에서 보면 이들 조합이 전체 피보험자의 70%를 포괄하고 있다. 거대하고 지속적인 적자가 건강보험조합의 역사에서 처음으로 나타나고 있다. 최근에 이들 적자의 원인이 되는 요인으로서 의료보험료 수입의 측면에서는 경기 후퇴에 따라 1% 수준으로 일본 국민소득증가는 정체하고 있는 반면 의료비는 6% 증가하고 있다는 점이 제기된다. 이러한 증가는 특히 노인의료비에서 8%나 증가하고 있다. 일본 정부는 1997년 8월까지 구조적인 개혁의 계획을 총괄하겠다는 희망을 표명하였다. 집권당 또한 거의 동시에 건강보험개혁위원회에서 개혁의 내용을 공식화하겠다고 발표하였고 정부의 계획을 더 일찍 제출해 줄 것을 요구하였다.

현재 일본의 의료보장에는 3개의 중요한 틀이 있는데, 첫째는 전 국민을 대상으로 하는 전국민의료보험이고, 둘째는 생계유지가 곤란한 이들을 대상으로 하는 의료부조이며, 끝으로 결핵이나 정신병 혹은 모자보건과 같이 선택된 질병이나 장애를 대상으로 하는 공공의료 분야이다. 의료보험에는 건강보험, 선원보험, 공제조합보험, 국민건강보험 등이 있다. 의료보험가입자의 수를 비교해 보면 1992년에 총 가입자 12,42만 명 중 국민건강보험에 4,262만 명(34.3%), 정부관장건강보험에 3,252만 명(26.2%), 각종 공제조합에 1,190만 명(9.6%), 마지막으로 선원보험에 39만 명(0.3%)이 가입하고 있다. 건강보험은 각종 사업장 등에 고용된 노동자와 이들의 부양가족을 대상으로 업무 외에 발생한 상병, 사망 등에 보험금을 지급하는 것으로서 의료보험제도의 핵심이다. 보험자에 따라 건강보험은 정부관장건강보험과 조합관장보험으로 구분된다. 700명 이상의 종업원이 있는 사업장이나 여러 사업장이 합하여 3000명 이상의 조합원이 가능할 때 건강보험조합을 설립할 수 있고 이러한 경우를 조합관장보험이라 한다. 정부관장 건강보험은 5인 이하의 사업장에서 근무하는 노동자나 일용직 노동자 등을 대상으로 한다. 보험급여의 내역을 보면, 질병의 치료비와 요양비 간호비 등과 상병 수당금, 출산 수당금, 분만비, 육아 수당비, 이장비, 가족 요양비 등을 지급한다. 국민건강보험은 농림수산업이나 자영업자, 소규모 사업장의 고용인, 무직자들을 대상으로 하는 보험이다. 외국인은 한일 협정에 의하여 영주권을 취득한 경우나 난민조약에 의거하는 난민, 기타, 시·정·촌의 조례가 인정하는 경우에 피보험자가 될 수 있다. 보험자는 원칙적으로 지방자치단체가 된다. 보험급여의 내용을 보면, 다른 보험들과 비슷하나 특징적인 것은 고액진료인 경우 일정금액(6만 3천 엔) 초과분에 대하여 보험이 급여된다. 공제조합 의료보험으로는 국가공무원, 지방공무원, 사립학교 교직원 공제조합이 있고 이들이 의료보험을 시행하고 있다. 일본의 의료보험제도는 전 국민을 대상으로 실시하고 있으며 다음과 같이 운영되고 있다〈표 3-4〉. 일본의 의료보험은 피용자를 대상으로 하는 직장 보험인 건강보험, 공제조합과 지역보험인 국민건강보험에 의해 운영되고 있다.

〈표 3-4〉 의료보험 조합의 종류 및 수혜 대상자

| 종류 | 건강 보험 | | 일용 노동자 | 선원 보험 | 공제조합 | | | 국민건강보험 | | 피용자 보험의 퇴직자 |
|---|---|---|---|---|---|---|---|---|---|---|
| 대상 | 일반 피용자 | | 일용 노동자 | 선원 | 국가 공무원 | 지방 공무원 | 사립 학교 교직원 | 자영자 | | 피용자 보험의 퇴직자 |
| 경영 주체 | 정부 (사회보험청) | 건강 보험 조합 (1,822) | 정부 (사회 보험청) | 정부 (사회 보험청) | 성청 등 공제조합 (27) | 지방 공무원 공제조합 (54) | 사립 학교직원 공제조합 (1) | 시·정· 촌 (특별구) (3,258) | 국민 건강 보험 조합 (166) | 각 시· 정·촌 |
| 수혜자 (천명) 가족 | 17,983 18,683 | 14,668 17,341 | 103 52 | 137 272 | 1,671 2,609 | 2,963 3,939 | 401 369 | 3,8882 | 4,187 | (91년 3월 말) 퇴직자 3,828 1,246 |

출처: 의료보험관리공단, 외국의 의료보장동향, 조사자료-30, pp.472-475.

일본의 의료보험제도 중 가장 오래된 의료보장의 중심제도인 건강보험은 1922년에 법제화되어 1927년부터 실시되었다. 건강보험의 초기목적은 피보험근로자를 보호하여 산업발전을 촉진시키는 데 있었으므로 초기의 적용대상은 공장법(1905년)과 광산법(1911년)에 관계된 사업장에 근무하는 자에게만 한정하였다가, 1935년부터 5명 이상을 고용하고 있는 사업장의 근로자까지 확대 적용하였고 1939년부터 피부양자까지 확대하였다. 이 제도는 각종 사업장에 고용되어 있는 근로자를 피보험자로 하는 의료보험제도로서 피보험자의 업무 외의 상병, 사망, 분만과 그 부양가족의 상병, 사망, 분만에 관하여 보험급여를 하고 있다.

건강보험의 피보험자는 강제적용 피보험자와 임의적용 피보험자로 구분되는데 상시 5명 이상의 근로자를 고용하고 있는 사업장의 근로자는 강제적용 피보험자가 되며, 5명 미만의 근로자를 고용하는 사업장은 근로자 과반수의 동의를 얻어 후생성 대신에게 건강보험 적용신청을 하여 인가를 얻으면 그 사업장의 근로자 전원은 임의적용 피보험자가 된다. 피부양자는 피보험자에 의하여 생계를 같이하거나 또는 유지하는 피보험자의 직계 존·비속, 배우자, 형제자매와 3촌 이내의 친족 그리고 내연관계에 있었거나 있는 배우자의 부모와 자녀 등이다.

보험자는 정부와 건강보험조합이다. 건강보험조합은 700명 이상의 근로자를 고용하는 사업장이 지사의 인가를 얻어 설립하는 단일조합과 2개 이상의 사업장이 공동으로 설립하는 복합조합으로 구분되어 있다. 그리고 조합관장 건강보험에 포함되지 않는 사업장의 근로자는 정부가 관장하는 건강보험에 가입되어 있다. 따라서 건강보험은 700명 이상 사업장의 근로자를 대상으로 하는 조합관장 건강보험과 700명 미만 사업장의 근로자를 지역별로 결성하여 경영하는 정부관장 건강보험으로 구분된다.

국민건강보험은 1938년 국민건강보험법의 제정을 시초로 하여 17회에 걸친 동법의 개정 끝에 1956년 전국민의료보험 전국보급 4개년 계획에 따라 1958년 동법을 전면 개정하여 1959년부터 시행되어 오늘에 이르고 있다. 이 보험은 피용자 이외의 일반국민을 피보험자로 하고 그 질병과 부상, 출산, 사망에 관하여 의료 및 기타의 보험급여를 지급하는 제도이다.

국민건강보험의 경우는 그 시·정·촌내에 주소를 두고 있는 자는 법률상 당연히 피보험자로 강제 가입하도록 되어 있다. 다만, 다음 사유 중의 하나에 해당하는 자는 피보험자에서 제외된다.[18]

국민건강보험의 보험자는 시·정·촌과 국민건강보험조합으로 구분되며, 시·정·촌은 국민건강보험을 실시할 법적 의무가 부여되어 있어 사실상 국민건강보험의 실시주체이다. 이에 비해 국민건강보험조합은 동종의 사업 또는 업무에 종사하는 300인 이상으로 조직된 공법인으로서 도·도·부·현 지사의 인가를 받아 설립할 수 있다. 현재 국민건강보험조합을 설립하고 있는 업종으로는 의사, 치과의사, 약사, 식품판매업, 토목건축업, 이·미용업, 목욕업, 변호사 등이 있다.

일본의 공제조합제도는 일본 사회보장제도의 일환으로서 독특한 종합보험체계를 이루고 있다. 즉 단기급여로 건강보험을 대행하고 장기급여로 연금제도를 대행하는 종합보험적 성격을 띠고 있다. 이 제도는 의료급여 이외에 조합원과 그 가족의 생활안정과 복지향상에 기여하고 공무의 능률적 수행, 사립학교 진흥 등에 기여하는 데 그 목적이 있다. 공제조합은 그 대상에 따라 국가공무원공제조합(24개), 지방공무원 등 공제조합(54개) 그리고 사립학교교직원공제조합(1개)으로 구분된다.

국가공무원공제조합은 1948년에 제정된 구국가공무원 공제조합법에 따라 그때까지 분산되어 상호관련 없이 설립되어 있었던 24개의 공제조합이 하나의 체계로 정리 통합되었다. 지방공무원 등 공제조합은 1962년 지방공무원 공제조합법이 시행되어 그때까지 도·도·부·현별, 시·정·촌별, 직원의 신분 및 직종별로 분산되어 오던 것이 하나

---

18) ① 건강보험, 선원보험의 피보험자와 그 부양자 ② 국가공무원공제조합, 지방공무원 등 공제조합 ③ 사립학교교직원공제조합의 조합원과 그 피부양자 ④ 기타 특별한 사유가 있는 자로서 시·정·촌 조례로 정한 자.

의 제도로서 통합되었다. 사립학교교직원공제조합은 국·공립학교 교직원의 공제제도와 균형을 맞추기 위해 이와 비슷한 제도를 사립학교 교직원에게도 적용한다는 취지하에 1953년에 제도화되었다.

1961년 전국민의료보험 달성 이후 일본은 국민이 언제 어디서나 안심하고 적절한 의료를 받을 수 있게 되었고, 의료보험은 국민건강과 생활안정에 큰 역할을 하였다. 그 사이 고령화의 진행 등에 의해 의료비가 상당히 증가하게 되었지만, 일본 경제도 순조로운 성장을 거듭하여 경제성장이 의료비 증가를 뒷받침할 수 있었고, 국민의료비의 국민소득에 대한 비율도 6%대 전후로 유지되어 왔다〈표 3-5〉. 그러나 이른바 거품경제의 붕괴를 계기로 일본경제가 저성장으로 돌아서면서 최근 국민소득의 증가는 1%대로 멈춰 있다. 그와 반대로 국민의료비는 매년 평균 6% 전후로 증가하고 있으며, 이 때문에 국민의 의료비부담 수준을 나타내는 의료비 대 국민소득비율은 급속하게 상승하여 1995년에는 7%를 돌파했다. 이러한 경제성장과 의료비 증가의 차에 따라 의료보험 각 제도는 대폭적인 적자구조를 띠게 되었다.

일본의 의료비는 계속 증가하는 데 비해, 최근의 경제 저성장으로 인해 보험료 수입은 그에 못 미침에 따라 의료보험 각 제도의 보험재정은 대폭적인 적자구조를 면치 못하고 있다. 정부관장 건강보험에서는 1966년도의 재정수지가 약 5천억 엔의 적자를 보이고 있으며 적립금(사업운영안정자금)도 매년 줄어, 1992년도에 1조 5천억 엔 잔고가 1966년에는 약 5천5백억 엔으로 4년 만에 약 1/3로 줄어들었다. 조합관장 건강보험에서도 적자조합 수가 계속 증가하고 있으며, 1995년도에는 전체의 62.5%에 해당하는 1,137개 조합이 적자를 보이고, 그 적자폭도 커지고 있다. 시·정·촌 국민건강보험은 저소득자를 많이 포함하고 있는 데다 피보험자의 고령화도 계속되어 1995년도에는 전체의 66.4%에 해당하는 2,157개의 시·정·촌이 적자를 기록했다.

<표 3-5> 국민의료비와 국민소득(NI)의 증가 추이

| 구 분 | 1985 | 1990 | 1991 | 1992 | 1993 | 1994 | 1995 |
|---|---|---|---|---|---|---|---|
| 국민의료비 | 6.1 | 4.5 | 5.9 | 7.6 | 3.8 | 5.9 | 5.3 |
| 국민소득 | 6.8 | 7.3 | 5.0 | 1.7 | 0.9 | 0.2 | 1.8 |

출처: 의료보장, "일본 의료보험제도의 현황과 과제", 의료보험연합회, 1996.

## 2. 의료정책의 전개과정

한국과 일본의 의료보험제 사례를 통하여 의료정책의 형성과정을 3단계로 나누었다. 첫 단계는 의료보험제도를 도입하는 시점, 둘째 단계는 의료보험제도가 발전하는 단계로, 셋째 단계는 확립기로 나누었다. 즉 도입기는 정책을 인지하는 단계로 설명할 수 있고, 발전기는 의료정책의 확산단계로, 확립기는 전국민의료보험시대로 구분하여 분석할 것이다.

### 1) 의료보험제도의 도입단계

자본주의가 어느 정도 진전된 단계에 있어서도 의료는 개인의 문제이지 사회적·국가적 책임이 아니라는 인식 때문에 의료에 대한 사회 정책적 고려가 지연되어 왔다. 그러나 오늘날에 와서는 의료비가 인적 자원에 대한 생산적 투자인 동시에, 경제발전에 필요한 기술인력의 확보로 인식되어 모든 사람들에게 필요한 의료를 제공하기 위한 방법으로 각국

48

에서 자국의 형편에 따라 다양하게 전개되고 있는 제도가 의료보험정책인 것이다. 이러한 의료보험정책의 출발점은 건강문제를 사회문제로 규정하고 인식하는 것이 의료보험법의 법제화에 필수조건이 된다.[19]

## (1) 한 국

일제에서의 해방과 더불어 미군정이 실시되자 의료제도가 도입되면서 한국의 의료행정은 새로운 전기를 맞이하게 되었다. 1945년 9월 위생과가 위생국을 거쳐 1946년 2월에는 보건후생부로 승격하면서 미군정청 부서 중 조직이나 인력 면에서 가장 큰 부서로 등장한 것은 군정 당시 보건부문의 팽창을 짐작게 해 준다.

해방 이후 찾아온 민족분단과 함께 38선 이남에서는 미군정 통치가 시작되었다. 미군정은 1945년 10월 종래 조선총독부 경무국 위생과를 보건후생부로 확대개편하고 위생, 재해구제, 공적 부조, 주택, 응급 및 공공후생 계획을 담당하게 하였다.

당시 보건후생부는 15개국 47과로 군정 내 최대의 부서였으나, 과도정부가 수립되자마자 7개국으로 축소되었다. 군정시대의 구호행정은 조선구호령과 더불어 전형적인 점령지관리 목적의 응급방역 구호책 위주였다.

1948년 8월 15일에 수립된 대한민국정부는 보건후생부를 사회부 (1948년 11월), 보건부(1949년 7월), 보건사회부(1955년 2월)로 개편

---

19) Jones의 공공정책 형성과정 중에서는 인식과 규정에 해당하며, Dror의 정책 결정과정 중에서는 정책결정 이전의 단계에 해당한다.(Dror, Public Policy-Making Reexamined, California: Chandler Publishing Co. 1970), pp.163-196. 정부차원의 성격에서 볼 때는 문제의 정부귀속 단계에 해당한다.

하면서 사회보장제도의 기틀을 닦았다. 즉 물적 토대를 갖추어 가면서 동시에 자주적 민족으로서의 적극적인 공적 부조정책을 펴나갔다. 그러나 1950년에 발발한 6·25동란은 모처럼 잉태된 사회보장의 꿈을 짓밟고 말았다. 모든 것은 전시체제하에서 다시금 응급구호사업위주로 진행될 수밖에 없었다.

광복 후 미군정, 6·25동란, 대한민국정부수립 등의 혼란기로부터 조직 및 제도수립의 시기로 보건조직이 미국식으로 방대하였다가 정부수립 이후 위축된 기간이다.

늦게나마 1960년 이후 보건사회부와 대한 의학협회를 중심으로 의료보험 실시에 관한 논의가 활발하게 진행되었다. 이렇게 될 수밖에 없었던 것은 20세기 중반에 이르기까지 식민지시대를 거쳐 오면서 국민의료보장의 꿈이 배태될 수 있는 여지마저 용납하지 않았기 때문이었다. 패망을 앞둔 일본이 1945년 3월 소위 조선구호령을 제정하여 65세 이상의 노약자, 13세 이하의 어린이, 임산부, 불구, 폐질자 등을 대상으로 생활부조, 의료부조의 4종에 걸친 구호를 실시하였는데, 이것이야말로 구빈 수준의 전근대적 사회사업이었다. 그러나 이것이 바로 1960년대에 생활보호법 등 새로운 관련법이 제정될 때까지 각종 공적 부조사업의 근거법령일 수밖에 없었다. 1960년 이후 보건사회부와 대한의학협회를 중심으로 의료보험 실시에 관한 논의가 활발하게 진행되었다. 동 연구회는 재외공관으로부터 사회보장에 관한 참고자료를 입수하여 연구결과를 발표하였다. 엄장현(1960)의 「의료보험제도 도입에 관련된 제 문제에 관한 견해 및 예비 권고」, 양재모(1961)의 「사회보장제도 창시에 관한 건의」, 송창달(1961)의 「현대 사회보장적인 제 법규의 고찰」이 그것들이다. 5·16 군사쿠데타 직후에 전면 개정된 제3공화국 헌법 제30조와 제31조에 사회보장의 증진과 국민보건향상에 관한 국가의 보호조항을 신설하면서 의료보험제도의 실시에 관한 문제가 본격적으로 거론되기에 이르렀다.

이와 같이 우리나라 의료보험제도는 사회보장제도라는 장기적인 종합계획에 의해 마련된 것이 전혀 아니었으며, 또한 당시의 사회 경제적 여건에 바탕을 둔 국민적 요구에 의해 마련된 것도 아니었던 것이다.

원래 사회보장제도는 일관성 있는 장래발전계획과 더불어 철저한 사전 조사를 기초로 하여 체계적으로 준비한 후 출발하는 것이 옳았으나 우리나라의 경우에는 당시 군사 쿠데타로 집권한 혁명정부가 정당성 획득수단의 하나로 그리고 사회정의 구현이라는 정치적 목적에 따라 서구제도를 편의적으로 도입해서 출범하게 된 것이다. 그러나 법 자체가 강제적용 방식이 아닌 임의적용 방식을 택하였기 때문에 당시의 여러 가지 사회 여건상 의료보험의 발전은 도저히 기대할 수 없는 상황이었다.

6·25 전쟁 이후의 한국의 사회복지는 전쟁고아를 위한 민간 의원과, 현물형 원내구호를 중심으로 하는 지극히 주변적이고 잔여적인 성격을 부여받게 되었다. 1960년대부터 경제성장 정책이 시작된 이후 사회보장이란 용어가 나타났다. 그러므로 그 이전의 사회보장 관련법이란 거의 일제치하에서 만들어졌던 것으로서 전근대적인 성격에 지나지 않는 것이었다. 법적 근거가 미비했던 이유는 1948년 정부수립을 전후하여 정치, 경제, 사회의, 혼란과 함께 6·25동란 및 휴전 후의 戰災복구가 어려웠던 시기였으므로 사회복지의 실시는 생각할 수도 없었고[20] 또한 여기에 대한 학계의 관심이나 연구도 거의 찾아볼 수 없었기 때문이라고 하겠다. 1950년대 후반부터 점차 사회가 안정됨에 따

---

20) 김수영, "한·일 연금제도 발전과정의 비교연구", 부산대학교 사회복지학과 박사학위논문, 1992.

라 급성 전염병과 결핵, 나병에 대한 관리체계가 수립되고 의료자원 개발과 의료시설 확충이 역점사업으로 주목되었다. 1960년대 초부터 시작된 경제개발 5개년 계획은 당시 인구과잉, 1차 산업 위주의 산업 구조와 빈곤의 악순환이라는 전형적인 저개발형 경제구조로부터 탈피하기 위한 준비일 뿐 의료복지를 위한 경제적 뒷받침은 기대할 수 없는 실정이었다.(강성도 외, 1991) 단지 경제개발을 위한 수단으로 가족계획사업과 급·만성 전염병관리를 위주로 하였다. 의료문제에 관심을 가지게 된 것은 근로기준법(1953년 5월) 생활보호법(1961년 12월)이 제정되고 나서이다.

1955년 사단법인 부산 노동병원이 설립되어 의료 이용이 어려운 일반 근로자의 질병치료를 담당하기에 이르렀다. 약 38,000명의 노조원과 그 직계 존비속을 대상으로 200환의 회비를 받고 회원증을 교부한 것으로 되어 있다. 이는 병원이 중심이 된 민간부문에서 조직한 최초의 의료보험의 흔적이 된다.

우리나라의 사회보장에 관한 연구는 1959년 가을 보건사회부 의정국 주관하에 조직되었던 건강보험도입을 위한 연구회의 발족을 그 효시로 볼 수 있다. 그리고 현대적 의미의 사회보장제도는 1950년 말 보사부 내의 건강보험제도 도입을 위한 연구회의 발족을 계기로 관심이 대두되기 시작하여 1960년 이후 보건사회부와 대한의학협회를 중심으로 의료보험 실시에 관한 논의가 활발하게 진행되었다. 동 연구회는 재외공관으로부터 사회보장에 관한 참고자료를 입수하여 연구결과를 발표하였다.

5·16 혁명정부에 의해 '사회보장에 관한 법률'이 제정되면서 그 태동을 보기 시작하였다. 의료보험의 입법화는 1959년 가을에 보사부 의정국 주도하에 "건강보험제도 도입을 위한 연구회"의 발족으로부터

비공식적으로 논의되기 시작하였으나, 본격적인 것은 사회보장 심의위원회가 설치된 1962년 3월 20일부터이다. 1962년 6월 30일 의료보험요강을 작성하였으며, 같은 해 7월 13일에는 의료보험 실시에 대한 보충설명을 작성하였다. 그리고 1962년 10월부터는 2개월간에 걸쳐서 서울시민을 대상으로 국민건강조사를 실시하였다.[21] 그리고 박 대통령은 1963년 1월에는 '사회보장제도 실시의 일환으로 의료보험제도를 발족할 방침'이라는 시정방침을 발표하였다. 그리고 최고회의 문사위원회 위원들은 상당부분 역할을 수행하였는데, 특히 홍종철 문사위원장의 역할이 컸다. 그러나 제정과정에서 보사부 일반관료, 의료기관, 국민, 근로자, 사업주의 참여는 거의 없었다. 이후 의료보험법은 1963년 12월 16일 법률 제1623호로 공포됨으로써 법제화를 완성한다. 1963년 12월 16일 의료보험법이 제정되었으나 극소수의 시범사업만 실시되었을 뿐, 정착에는 실패하였다.

1962년 국가재건 최고회의 지원하에 사회보장에 관한 연구와 조사를 보장하는 "사회보장제도 심의위원회 규정"이 제정되었다. 이 법령에 의하여 사회보장연구실과 사회보장제도 실무위원회가 구성되었다. 심의위원들과 전문위원들은 사회보장제도의 조속한 실현을 위해 다각적인 노력을 기울였으며, 그 결과 1962년 7월 최고회의 의장의 "사회보장제도를 확립하라"는 지시각서가 내각수반에게 내려가게 되었다. 이때 사회보장연구실의 전문가들은 분야별로 4개 반으로 나뉘어 제도수립을 위한 사전준비활동을 계속하였는데 그 결과 1963년 11월에는 '사회보장에 관한 법률'과 '산업재해 보상보험법'이 제정되었으며 동년

---

21) 문옥륜 외, 「한국의료보험론」신광출판사, 1991. 이 연구결과 당시 1인당 국민소득은 94.4달러였으며, 1인당 월간 의료비 지출은 66원 70전이라는 사실을 밝혀냈다.

12월에는 '의료보험법'이 제정되게 되었다. 사실 의료보험연구반의 전문가들은 의료보험법 초안을 연구하기 위하여 국내외 자료를 수집하는 한편, 당시의 국민의료비 부담능력을 평가하기 위하여 제1차 국민건강조사를 서울 시내 1천 가구를 대상으로 실시하였는데, 그 결과 1인당 국민소득이 94.4달러 우리 국민 1인당 월간 지출의료비가 66원 70전이라는 실태를 밝혀냈다.

이러한 낮은 의료비 지출능력과 상병실태 등을 종합적으로 고려하여 전문위원들은 의료보험 도입이 시기상조라는 의견을 제시하였으나 당시 최고회의 일부 위원들이 전 국민을 대상으로 하는 사회보장입법이 필요함을 강력히 주장한 결과 현행 의료보험법의 요지와 비슷한 내용의 법안을 마련하게 되었다. 그러나 이 법안은 최고회의 심의 과정에서 사회보험의 성격상 가장 중요한 강제성이 임의적용으로 대체된 채 1963년 12월 최고회의 마지막 날에 시급을 요하는 다른 법안과 함께 무더기로 통과되어 의료보험법이 공포되고 말았다.

5·16쿠데타로 집권한 박정희 정권은 미국에 의한 원조가 무상에서 유상으로 전환됨에 따라 원조로 경제의 위기를 해결하고, 4·19에 의해 제기된 민족경제의 수립을 달성해야 한다는 두 가지의 벅찬 과제를 안고 출발하였다. 먼저 민족경제의 수립을 위해 제1차 경제개발계획을 통해 농어촌 고리채의 정리, 부정축재자의 처리, 내자 조달을 위한 화폐개혁의 실시 등 자립경제의 기반을 마련하고자 하였다. 초기 군부집권세력은 자유당정권의 구악과의 차별성과 상대적인 진보성을 나타내기 위해 사회보장에 대한 의지를 분명히 하였다. 5·16 직후에는 시급한 민생고의 해결이라는 공약 이외에 사회보장에 대한 별도의 방안을 제시하지 않았으나, 이듬해인 1962년 최고회의 기본정책 방향에는 "사회보장제도를 수립함으로써 빈곤과 질병, 실업 및 인구과잉

등 사회불안의 요인을 제거하고 사회정의를 실현하여 복지사회 건설에 매진한다" 하여 사회보장제도의 도입에 대한 의지를 보였다. 그리하여 1962년 7월 28일 국가재건최고회의 의장은 내각수반에 하달한 「사회보장제도확립」이란 지시각서(제12531호)에서는 사회보험의 도입에 대한 의지가 보다 구체화되어 나타난다.[22]

이에 따라 1963년의 「시정방침」의 요점도 사회보장제도를 실시한다는 것이었으며, 여기서 비로소 의료보험의 도입이 명시적으로 거론되었다.[23] 이어서 1963년 10월 8일 제107차 최고회의 상임위원회 회의 석상에서 군부정권의 사회보장에 대한 의지가 재확인된다.[24] 한편으로 61년 3월 민주당정권하에서 법제처의 심의를 거쳐 국무회의에 회부, 의결되기 직전 5·16을 맞아 중단되었던 「사회보장제도 심의위원

---

22) 지시각서 내용 ① 국민소득을 증가시키고 실업, 질병, 노령 등의 생활위험으로부터 국민을 보호하여 복지국가를 조속히 이룩함은 우리의 궁극적 목표이다. ② 이미 「생활보호법」을 공포하여 요구호자에 대한 부조를 실시하고 있지만 국민과 기업주, 정부가 같이 참여하여 연대적으로 국민생활을 보장하는 항구적인 사회보장제도가 경제개발계획과 병행하여 추진되어야 한다. ③ 사회보장제도의 중요한 부분인 사회보험 중에서 실시에 비교적 용이한 보험을 선택하여 착수하고, 이 시범사업을 통하여 우리나라에 적합한 제도를 확립도록 조치할 것 등이 있다.
23) 그 내용은 다음과 같다. ① 무 읍면 해소 목표로 지방 의료기관의 시설 확충과 광범한 사회보장제도의 실시 일환으로 의료보험과 근로자를 위한 「재해보험제도」를 발족한다. ② 각종 원호사업을 강화한다. ③ 국민주택 건설사업을 확충한다. ④ 근로자의 3권을 분립한다.
24) 홍종철 문사위원에 의해 ① 혁명이 일어난 1961년 최고회의의 시정방침의 하나로서 사회보장제도의 확립이라는 것이 명시되어 누차에 걸쳐서 국민들에게 공약되어 왔고 ② 1963년 1월 5일에 발표한 사회복지정책이라는 시정방침에도 사회보장제도가 언급되어 있으며 ③ 1963년 7월 28일 최고회의 의장이 직접 내각수반에게 하달한 지시 속에 사회보장제도 확립에 관한 몇 가지 구체적인 안까지 마련되었다는 사실이 재확인된 것이었다.

회규정」이 1962년 3월 20일 각령 제469호로 제정 통과됨으로써 최초의 법정 사회보장연구기관인 「사회보장제도 심의위원회」가 발족된 바 있었다. 이 「사회보장제도 심의위원회」의 전문위원들에 의해 1962년 「의료보험법안」이 기초되었으며 동 법안이 최고회의 상임위원회에 상정되었다. 그런데 논의과정에서 중요한 변화를 발견할 수 있는데, 그것은 강제가입의 원칙을 규정한 조항이 임의가입으로 수정되어 버린 중대한 변화가 발생하였다. 500인 이상의 근로자를 고용하고 있는 사업소에 적용한다는 제8조 강제적용이 "근로자는 이 법에 의한 의료보험에 가입할 수 있다"는 임의가입조항으로 수정된 것이었다. 여하튼 「의료보험법」은 최고회의를 통과하여 1963년 12월 16일 법률 제1623호로 제정·공포되었다. 이렇게 하여 의료보험의 가입을 임의로 규정하자 당연하게도 동법은 유명무실해졌으며, 1965년부터 본격적으로 시법사업의 전개운동에 나섰으나 1965년 9월 「호남비료주식회사 의료보험조합」, 1963년 3월 「봉명흑연광업소 의료보험조합」, 1969년 7월 「사단법인 부산청십자 의료보험조합」 외에는 별 다른 성과를 얻지 못하였다. 그렇다면 의료보험의 핵심인 강제가입조항의 삭제와 그로 인한 사실상의 유명무실화의 원인을 어디서 찾는 것이 권력소재를 파악하는 데 도움이 된다. 이것은 우리나라의 사회보장이 국민이나 사회의 요구와 정치가의 정책결정이나 판단에서가 아니라 순전히 소수 전문가들의 신념과 용기에 의해서 이루어졌다고 보는데 그 이유는 신민적 정치문화(subject political culture)의 영향과 관료의 권위주의 및 맹목적 충성에 있다고 볼 수 있다. 이들이 주장한 요구는 1) 기업체의 비용부담 증가 2) 국가의 재정부담 3) 국민들의 요구대두에 대한 우려로 요약할 수 있는데, 결국 이것은 그 당시의 자본축적의 논리와 노동자 계급의 미성숙으로 귀착될 수 있다. 5·16 주체세력의 입장의 변화에 관해서 살펴볼 필요가 있다. 집권 초기에는 구지배세력에 대한 상대적 진보성과 공공복리의 증진을 내세워 의료에 적극적인 자세를 보였으나, 이들의 의지는 곧 미국에 대한 경제적 예속과 국내 경제의 파탄으로 예속적인 자본축적 체제로 급선회함에 따라 소멸되어 버렸으며, 이러한 5·16주체들의 입장의 변화가 「의료보험법」의 사실상의 폐기에 반영되었다고 볼 수 있다.

이렇듯 1963년에 통과된 의료보험법이 임의적용 방식으로 인해 실제로 死文化된 상태에 있다가 1970년 8월에 근로자, 공무원, 군인 등의 조직근로자에 대하여 의료보험 가입의 강제적용을 골자로 하는 제1차 의료보험법 개정이 있었다. 그러나 이 또한 여러 가지 문제들로 인하여 시행령 준비과정에서 그 실시가 좌절되고 말았다. 그 후 우리나라 의료보험법은 개정에 개정을 반복하여 지난 1995년 8월 제10차 개정을 거쳐 오늘날에 이르고 있다.

전체적으로 보면 우리나라 의료보험은 법률적으로는 1963년 의료보험법 제정으로부터 약 34년의 역사를 갖게 된 것이다.

1962년부터 1976년까지 한국에서는 의료문제를 인식하고 규정하는 과도기적 성격을 띠고 있다. 3차에 걸친 경제개발 5개년 계획 기간에 온 국민이 경제발전에 총력을 기울인 결과 상위 개발도상국으로 부상하게 되었으며 1970년대에 들어서 정치권에서의 정책결정구조가 개선되어가고 경제여건이 호전됨에 따라 의료에 대한 사회적 요구가 증대되어 의료정책의 중요성을 점차 인식하게 되었다. 경제개발 우선만큼 의료부문의 예산 및 사업에 관심이 없었다. 사회보장제도에 대한 단편적, 부분적인 관심과 논의는 1960년대부터 각계에서 전개되기 시작했다. 그 당시의 연구 분야들 중에서는 의료문제가 주가 되었고, 이 의료 분야를 중심으로 한 연구들은 곧 우리나라 사회보장에 관한 초창기 연구들이다. 당시의 여건하에서 사회보장심의위원회와 부속 사회보장연구실을 중심으로 하여 일부 선진제국의 의료보험제도에 대한 검토가 이루어졌지만 충분할 수가 없었다. 1963년 처음 의료보험법을 제정할 때, 일본의 건강보험 조합방식을 모방하였고 1976년 의료보험법의 전면 개정 시에도 일본의 방식을 그대로 도입하였다. 일본제도를 도입하면서 조합방식을 큰 무리 없이 수용한 것이다. 우리나라의 의료보험관리체계는 이러한 이유로 해서 출발하게 되었다. 법안의 통과 과정을 보면 아래와 같다.

1961년 7월 당시의 법들이 정리되면서 현실에 적합한 의료조직의 개편을 통한 보건사업의 전개를 시도하였다. 당시 주요사업은 정부의 보건행정조직의 개편에서도 알 수 있다. 1955년 정부조직의 통폐합작업에 따라 보건사회부로 통폐합, 산하에 여섯 개의 국을 두었는데 가족계획 사업을 주로 다루기 위한 모자보건과가 보건국에 신설되었고 1972년에는 가족계획, 모자보건, 국민영향의 3개 과로 구성된 모자보건관리시설로 격상되어, 한때 가족계획사업에 대한 정부의 의지를 알 수 있다. 1967년에는 위생과가 환경위생과와 식품위생과로 분리되었고 결핵의 심각성을 감안하여 결핵과가 신설되었다. 한편 의료인력의 해외유출이 두드러지면서 1960년대 중반 이후 의사들이 대거 미국에 가서 수련을 마친 뒤 정착하고 간호사는 독일과 미국으로 취업을 하게 되어 인력부족현상이 두드러졌다. 1963년에 의료보험법이 국회에서 통과됨으로써 의료문제를 법제화하였다. 동법은 국가재건최고회의에서 임의적용 형태로 극히 통과된 의료보험법은 사회보장제도 도입의 장기계획에 의해 마련된 것도 아니고 충분한 사회경제적 여건에 바탕을 둔 진실한 요구에 의하여 마련된 것도 아닌 단순히 사회정의를 실현하기 위한 사회보장제도의 이룩이라는 형식적인 의의에 그친 것이라

58

고 할 수 있다.

1965년부터 임의가입방식으로 시행된 의료보험법은 시행과정에서 실적이 예상외로 저조하였다. 이후 1968년 2월 의원발의로 개정안이 제안되어 오랜 논의를 거쳐서 국회 본회의를 통과하여 1970년 8월 7일 공포되었는데, 당시의 환경적 특성은 우선, 정치적으로는 1967년 5월 대선에서의 힘겨운 승리, 총선 과정의 부정선거 시비, 1969년 9월의 3선 개헌 파동 등으로 매우 어려운 상황이었다. 따라서 정부는 1971년 4월의 대선과 총선을 앞두고서 난국타개의 계기가 절실하던 시기였다. 그리고 의료보험의 전면실시는 1967년 총선에서의 여당인 공화당의 공약사항이기도 했다.

1965년 11년 전남나주에 있는 호남비료 의료보험조합과 1966년 3월 경북의 봉명광업 의료보험조합이 인가를 받아 소규모의 시범사업으로 실시되었는데 임의적용이므로 질병의 위험이 높거나 의료비지출 능력이 부족한 사람들이 주로 가입하는 역선택 현상이 있어 집단 내 위험분산이라는 보험효과를 거두지 못하고 보험재정도 균형을 유지하지 못해 의료보험은 사실상 제대로 기능을 할 수 없었다.

그 후 강제가입의 조항을 담은 「의료보험법 개정안」이 1968년 2월 오원선 국회의원 외 40명의 서명날인을 받아 의원 입법으로 제안되어 1969년 4월 국회보사위원회와 1970년 6월 법사위원회를 거쳐 7월 본회의에서 확정 통과되었다.[25] 이는 강제가입과 임의가입 양쪽을 인정한 것으로, 전국민의료보험의 법적 기틀이 마련되었지만, 개정법률에 대한 시행령이나 시행규칙이 마련되지 않아 동법으로 다만 일부 시범

---

25) 이 개정안은 ① 의료보험의 적용대상범위를 모든 국민으로 확대하고 ② 근로자, 공무원 및 군인은 강제가입, 자영자는 임의가입도록 하며 ③ 강제 가입되는 사업소의 사업주에 대해서는 보사부장관이 기한을 정하여 의료보험 조합을 설립하도록 명할 수 있는 것을 골자로 하였다.

사업만 증가하였다.

이러한 논의가 진행되는 과정에서 의학협회, 병원협회, 약사회 등의 의약단체의 경우는 여전히 적극적인 활동이 없었다. 노총의 경우는 노동관계법 개정 등 근로조건 개선에 관심이 컸을 뿐 근로복지 문제에는 아직 관심이 부족했으며, 전경련 등의 경제단체 역시 당시로서는 독점규제법과 세제개선 문제에 관심이 집중되어 있었다.

### (2) 일 본

일본의 경우 보건의료의 역사를 보면 체계화된 의료제도의 역사는 메이지시대까지 거슬러 올라간다. 1867년 메이지유신이 일어나고 일본 역사에서 가장 찬란한 메이지시대(1863~1912)가 열린다. 이 시기에 산업화와 정치 및 사회제도가 형성된다. 또한 지도자들은 일본에 가장 적합한 제도를 서양의 여러 나라에서 열성적으로 탐구한다. 1870년에 일본정부는 그 당시 유럽에서 가장 발달하였다고 인식되었던 독일식 의료제도를 채택하였다. 이것은 세계 제2차대전 말까지 일본의 보건의료제도에 많은 영향을 미치게 되고, 제2차 세계대전 후 40년 동안 일본의 보건의료제도는 많은 변화를 겪어 왔다.

일본의 사회보험은 일반적으로 1922년 제정된 건강보험법[26]이 그 효

---

26) 건강보험법의 주요내용: ① 업무 외뿐만 아니라 업무상 질병이나 부상에 대해서도 급여를 실시한다. ② 공장법 및 광업법 적용 사업장의 상시 근로자와 연수 1200엔 이하의 직장근로자를 강제 피보험자로 하고 일정 범위의 사업 근로자를 임의 피보험자로 한다. ③ 건강보험의 관리운영을 정부 이외에도 건강보험 조합에 의한 자주적 운영을 인정한다. ④ 요양급여와 상병수당의 급여 기간을 180일을 한도로 한다. ⑤ 건강보험사업비의 일부(피보험자 1인당 연평균 2만 엔 이하)는 국고에서 부담한다 등이다.

시가 되고 있다. 물론 그 이전에도 흉작에 대한 「곡창」관혼상제에 대한 「뢰모자강(賴母自講)」광산의 「우자조합」 등 상부상조 정신에 입각한 지역단위로 하는 상호공제제도가 존재하고 있었고 그 일부는 명치유신 이후까지도 존속되었지만 근대적 의미의 사회보험제도는 이들 제도와는 달리 자본주의 사회의 생성발전에 따라 성립된 것으로 서구제국의 영향을 많이 받은 것이다. 이리하여 1922년 일부 노동자를 위한 건강보험으로 발족한 일본의 의료보험은 전시하라는 특수한 환경 속에서도 전국민의료체제가 차츰 확립되어 연금제도의 정비와 더불어 전후 사회보장제도로서의 발전기반을 구축하게 된 것이다. 전면적 시행 직전(1926년 말)의 정부관장보험의 피보험자는 약 100만 명, 조합관장보험의 피보험자가 약 80만 명으로 합계 200만 명 정도였다.

이러한 상황에서 1922년에 건강보험법이 제정되고 1927년부터 10인 이상 사업장 근로자를 대상으로 제한적인 기여를 제공하면서 의료보험이 시작되었는데 1930년대에 대공황으로 생활고에다 의료비 부담이 무거웠던 농어촌 자영자들의 부채를 덜어줄 목적으로 이들에게는 1938년 국민건강 보험법이 도입되었다. 시·정·촌 지역을 단위로 하고 임의로 설립한 국민건강보험조합을 보험자로 하는 임의가입제도로서 발족되었다. 기존제도가 근로자만을 대상으로 하는 데 반하여, 그 범위를 확대하여 일반국민도 보험대상이 되었다는 데 그 의의를 찾을 수 있다.

1929년에 시작된 세계경제 공황은 일본경제에 심각한 타격을 주었고 이에 따라 건강보험에서도 실업으로 인한 피보험자의 감소, 평균 표준보수의 저하, 보험료 수납률의 저조 등으로 제도 시행 초부터 곤경에 빠지게 되었다. 그러나 그 이후 경기회복에 따라 보험재정의 기초가 확고해져 1935년에는 피보험자의 범위를 확대하여 공장법과 광업법의 적용을 받지 않는 사업장의 근로자도 강제 피보험자로 되었다.

1931년에는 노동자 재해부조와 이에 대한 보험법률이 제정되어 7월 1일부터 시행됨으로써 노동자에 대한 재해보상도 명확하게 제도화되었다. 농촌대책의 일환으로 농민보험의 연구를 비롯해 1934년에는 국민보건보험제도 요강안을 발표하였는데, 그 안은 농촌에 직영병원을 설치하고 시·정·촌과 직종을 단위로 임의로 설립된 조합에 국민건강보험 사업을 대행시킨다는 조항을 포함하고 있어 일본 의사회로부터 이것이 개업의의 경영을 압박한다는 이유로 강한 반대에 부딪히게 되었다. 그러나 1938년 1월 신설된 후생성은 불황에 허덕이는 도시 중소기업자와 농어촌 주민들의 생활안정을 도모하고 다른 한편으로는 전시체제하에서 노동력과 병력을 확보하기 위해 국민건강보험법안을 제국의회에 제출하게 되었고 일본의사회도 이러한 시류를 더 이상 저지할 수 없어 동년 3월에 성립되어 7월부터 실시하게 되었다. 국민건강보험은 당초 시·정·촌의 지역을 단위로 하고 임의로 설립한 국민건강보험조합을 보험자로 하는 임의가입제도로서 발족되었는데 이는 일본의 의료보험이 근로자만을 대상으로 하는 한계를 벗어나 일반국민들도 그 대상이 되었다고 하는 점에서 그 의의가 대단히 크다고 할 수 있다. 1939년 임금노동자를 대상으로 하는 건강보험에 대해 일반봉급생활자를 위한 직원건강보험법이 제정되었고 또한 선원보험법도 제정되었다. 한편 국민건강보험은 1942년 제도의 발전과 정착을 위해 조합설립의 강화와 조합원 가입의무의 강화, 보험의의 강제 지정 등을 골자로 하는 개정이 이루어져 이를 계기로 전국민의료보험 운동이 전개되었다.

농촌의료는 의료비의 가계압박도 있겠으나 먼저 무의촌을 해소하는 것이 과제가 되었다. 그중의 하나가 1919년 시마네 현의 신용구매판매

생산조합이 최초이지만 이 시기에 크게 발전을 하였으며 일본의사회와 충돌한 적도 있었다. 또한 이 시기에 무산계층의 진료소 운동도 활발하였다. 1931년 일본무산자의 의료동맹이 결성되어 부르주아 독점의 의료제도 절대반대라는 슬로건이 게재되었다. 국민건강법이 성립된 것은 다음 시기이지만 이 시기에도 조그마한 움직임이 있었다. 1934년 7월 사회국은 국민건강보험제도 요망안을 발표하고 일본인의 사망률이 높고, 평균수명이 짧고, 징병검사에서 1935년도에 불합격 판정에 해당하는 자는 40%에 달하였다.

1935년에는 피보험자의 범위를 확대하여 공장법과 광업법에 적용받지 않는 사업장의 근로자도 강제 피보험자가 되었다. 그 후 전시하의 도시 중소기업과 농어촌의 생활안정을 도모하고 노동력과 병력을 확보하고자, 1938년에 농업, 임업, 어업에 종사하는 사람들을 대상으로 국가건강보험법이 제정되었다. 시·정·촌 지역을 단위로 하고 임의로 설립한 국민건강보험조합을 보험자로 하는 임의가입제도로서 발족되었다. 기존 제도가 근로자만을 대상으로 하는 데 반하여, 그 범위를 확대하여 일반국민도 보험대상이 되었다는 데 그 의의를 찾을 수 있다. 1939년에는 임금 노동자를 대상으로 하는 건강보험법에 반하여 일반 봉급생활자를 위한 직장건강보험법과 선원보험법이 제정되었다. 또한 1941년도에는 의료보호법이 제정되었다.

19세기 말과 20세기 초반의 메이지시대의 목적은 부국강병이었으며 이것은 1930년대와 1940년대뿐만 아니라 제2차 세계대전 후에도 계속 이어졌다고 할 수 있다. 2차대전의 패전이라는 어려운 상황에 직면하게 된 일본은 그동안 막 전개되기 시작한 각종 사회보장제도가 붕괴 직전의 위험에 빠져 있었다.

태평양전쟁이 발발한 1941년에는 노동자 연금보험법이 제정·공포되어 1944년에 현재의 후생연금보험법으로 개칭되었다.[27] 보건소법 (1937년), 국민체력법(1940년) 그리고 국민의료법(1942년)[28] 등을 제 정·실시함으로써 일본의 공중위생, 의료제도 및 사회복지개혁을 가져 왔으나, 이것은 의료관계 종사자와 의료기관을 국가의 통제하에 둠으 로써 전쟁수행에 대비하고자 한 것이라 할 수 있다.

1941년부터 전국민의료보험정책이 적극적으로 추진되었다. 국민건 강보험법은 1942년 2월 개정되어 조합 수·피보험자 수가 비약적으로 증가하였다. 1937년 후생성은 보건소를 중심으로 한 보건지도망을 확 립하였는데 1942년 11월 보건위생행정사무가 각 도·도·부·현 경찰 로부터 내무성으로 이관된 것은 위생행정사상 획기적인 일이었다.

패전 후 일본의 정치 및 경제적 상황은 극심한 궁핍화에 직면하여 사회의 혼란 속에서 1945년 12월에는 노동조합법의 공포와 더불어 노 동운동과 민주주의 운동이 일제히 시작되었다. 공중위생, 의료제도 및 사회복지의 분야에 있어서도 미연합군의 점령정책과 1946년 11월의 신

---

27) 이 법의 목적은 ① 공업 및 광산 등의 전시노동력의 확보 ② 악성 인플 레 방지를 위한 강제저축 ③ 거액의 적립금 운용에 의한 전시국책의 소 화나 군수 산업에의 자금공급에 있다고 한다. 吉田水夫·小川善教, 『社 會保障事典』(東京: 光의 家, 1971), pp.15-17. 이 법이야말로 더욱 노골 적인 전쟁수행을 위한 전시사회정책의 일환이라고 할 수 있다.
28) 국민건강보험법을 둘러싼 논의는 크게 두 가지로 나타났는데 하나는 의 료의 사회화 운동의 하나로 의료를 목적으로 한 이용조합으로서의 산업 조합을 보험자로 인정할 것인가의 문제이며 다른 하나는 국민건강보험 조합과 의사회와의 단체계약에 관한 문제이다. 의료이용조합은 국민이 스스로의 손으로 조직적으로 의료를 확보하려는 운동으로 농업공황을 계기로 전국적으로 발전하였다. 이를 보험자로 인정할 경우, 자체 의료 기관운영으로 인한 개업의의 수입감소가 의사회의 주된 반대이유가 되 었다. 결국 국민건강보험법의 성립으로 의료의 사회화운동으로서의 의료 이용조합운동은 실질적인 종지부를 찍게 된다. 결국 국민건강보험법은 개업의 제도를 의료이용의 근간으로 하여 성립하게 되었다.

헌법의 제정과 실시(1947년)에 따라 크고 작은 개혁이 이루어졌다.[29]

1947년에는 사회보험제도조사회의 '사회보험제도요강'이 발표되었으며, 1948년에는 미연합군에 의하여 일본사회보장제도의 개혁을 위하여 파견된 미국사회보장제도조사단의 방대한 보고서에 입각한 '사회보장제도의 권고'가 제출되었다. 이 권고에 따라 1949년 5월에 내각 직속으로 발족된 사회보장심의회는 1950년 10월에 총합적인 사회보장제도 요강인 '사회보장제도에 관한 권고'를 정부에 제출 공표하였다. 이와 같은 일련의 요강 또는 권고는 의료보험부문과 생활보호법의 개선에 큰 영향을 끼쳤다.

## 2) 의료보험제도의 발전단계

한국의 경우 60년대의 의료의 인식과 규정 단계에서 70년대 초의 의료보험법의 1차 개정으로 이전의 임의가입으로 되었던 의료보험이 강제가입으로 바뀌면서 전국민의료보험시대의 기반을 조성하는 시기에 해당한다. 일본의 경우를 살펴보면 제2차 세계대전을 분기점으로 해서 종전과 다른 변화를 보이는데 일본의 경우는 제2차대전 이전에 존재하던 의료보험의 문제점을 개혁하려는 운동이 시작되었던 시기다.[30]

---

29) 의료법, 보건부·조산부·간호부법 등 일련의 의료제도의 개혁이 1948년 7월부터 실시되었으며, 1947년에는 보건소법이 개정되었다. 공중위생의 영역에 있어서도 1948년에 예방접종법, 1950년에는 정신위생법 그리고 1951년에는 결핵예방법이 각각 제정 실시되었다.

30) Jones의 정책결정단계에 의하면 공공정책형성에 있어서 결집(aggregation)과 대표(representation)의 단계에 해당된다. 의료문제와 관련된 집단이나 전문가들이 의료문제를 우이하여 결속하거나 개인을 대표하여 전국민의료보험법을 입법화하려는 움직임이 나타나는 시기를 의미한다. 정부 밖에서 정부 안으로 여론을 투입하여, 정부 내에서 사회적으로 해결책을

## (1) 한 국

1960년 이후 70년대 초에는 나라 안팎으로 커다란 위기를 맞는다. 1960년대 중반부터 급속히 추진된 차관을 이용한 수출 지향적 산업화의 구조적 모순이 세계자본주의의 불황 심화라는 외적 요인에 의해 개입되면서 정권의 물적 기반을 동요시키는 경제적 위기를 맞이하였고, 동북아를 둘러싼 국제정세도 급격히 변화되었다. 베트남전쟁의 종결, 미국과 중국의 화해, 닉슨 독트린으로 이어지는 일련의 긴장완화 추세는 한반도에서의 미군철수와 남북대화의 추진을 가져오게 하였고 그에 따라 남북 간 긴장상태에 기반을 둔 분단구조의 유지에 심각한 위협을 주었다.

임의 의료보험형태로는 시범사업조차 제대로 운영할 수 없다는 점이 명백해지자 정부는 1970년 8월 강제가입을 골자로 하는 의료보험법 개정을 하여 공무원, 군인, 해외노동자 등은 정부가 설립하는 공여조직체인 의료보험금고에서 관장하고, 일반노동자는 강제 설립되는 의료보험조합에서 관장하기로 했으나 국고확보의 어려움과 기타 여건이 허락되지 않아 이 개정 의료보험도 그 시행령 준비과정에서 그 실시가 유보되었다.

그러나 강제가입으로 법이 개정됨에 따라 의료보험 실시의 가능성을 한층 높였다는 점에서 의료계에서도 관심을 가지고 활발히 의견을 제시하기에 이르렀고 사회적으로도 의료문제가 큰 관심사이므로 의료보험이 속히 실시되어야 한다는 여론과 함께 민간 의료보험운동도 일어났다. 그리고 1970년 7월 16일에는 시행 가능한 계층인 조직근로자

---

강구해 줄 것을 요청하는 활동이 활발해진다. 이러한 정책화 과정에서는 참여자가 누구인가에 관심을 가진다.

에 대해서만이라도 강제가입을 실시하려는 의도로 의료보험법 제1차 개정이 있었으나, 이 역시 후속적인 시행수단이 미비되어 실패한 바 있다.

70년대에 접어들면서 그동안 그의 사문화되어 있던 의료보험제도는 단계적인 법개정을 통하여 이 나라에 점차 뿌리를 내려가기 시작했다. 60년대에 겨우 2개소의 피용자의료보험조합과 1개소의 자영자 의료보험조합이 설립, 운영되고 있던 것이 1970년의 부분적인 법개정으로 임의가입방식에 의한 제2종 조합이 상당히 증설되었다. 이는 의료서비스의 사회화가 어느 정도 가능하다는 근거를 뒷받침하는 것이었다. 한편으로 경제의 선 성장 후 분배의 논리로 불균형이 심화되는 추세에 1976년 12월 22일에는 보건사회부 사회보장심의 위원회와 관련 공무원이 작성한 의료보험확대방안을 중심으로 종전의 법률을 전면적으로 개정하는 법률이 국회를 통과하였다. 동 개정 법률의 통과로 한국에는 모든 국민을 의료보험의 피보험대상으로 하는 포괄적 강제가입방식의 사회보장제도로서의 의료보호제도가 태동하게 된 것이다.[31]

일련의 상황 속에서 1976년의 의료보호에 관한 입법이 가능한 내용을 정리해 보면 첫째로, 1975년의 의료부조리 사건에 의한 10여 명 의료인의 구속과 남한의 의료불평등을 비방하는 북한의 삐라사건, 특히 후자가 최고 결정자인 대통령으로 하여금 의료보장제도 창설을 지시하였다는 주장이다. 둘째로, 최고 통치자의 철학이 경제성장목표 초과 달성이라는 1970년대 중반의 낙관적 분위기 속에서 실현될 수 있었다는 주장이다.

국가의 일방적인 주도에 의한 의료보험정책은 1960년대에 이어 1970년대에도 계속된다. 하지만 70년대가 60년대와 구별되는 것은 대

---

31) 의료보험법, 제13조 참조.

기업 사용자집단(구체적으로 전경련)과 전문가 집단인 의협은 의료활동의 자유원칙, 의료보험의 조직과 운영에 있어서 의사들을 참여시킬 것 등을 골자로 하는 요구사항을 제시하고 이것을 정책주체인 정부가 받아들이도록 하였다. 기타, 노동조합 등 의료보험의 수혜자 수준에서는 1970년대 중반까지 조직화되거나 뚜렷한 이익표출 활동이 없었다.

우리나라의 보험자 직영 의료시설의 역사도 이미 30년이 넘었다. 임의 의료보험조합이었던 종합화학(구호남비료)의료보험조합이 1965년에 전남 나주에 세운 부속의료시설이 그 효시가 된다. 봉명흑연광업소도 1966년 경북 문경 탄광 지역에 부속의료시설을 만들었다. 부산청십자가 1969년에 복음 병원의 한 모퉁이를 빌려서 의료보험을 실시하여 인가받았고, 옥구 시그레이브 병원이 1973년에 옥구청십자조합을 설립했지만, 이 둘은 기존 병원을 중심으로 한 의료보험 사업이었기 때문에 시설의 주체는 어디까지나 모 병원이 되는 셈이다. 1974년에 서울대학교 보건대학원이 강원도 춘성군의 신동면 보건지소(동네 지역)를 개축하여 춘성군 의료보험조합의 진료소로 사용하였는데, 이것은 보험자가 정부의 공공시설을 이용한 첫 의료보험시설이 된다. 그 이듬해 신동면 신남 지역에는 이동 진료차를 개조하여 춘성군 의료보험조합의 제2진료소를 개설하였다. 부산 청십자가 복음병원을 떠나서 청십자 의원을 동구 수정동에 독립적으로 개설하게 된 것은 1975년도의 일인데, 이것이 보험자 직영의 자체 독립 시설로서는 최초이자 가장 오랫동안 존속한 시설이 된다. 임의보험이 확장되면서 직영 진료시설도 증가했는데, 거제 청십자(거제도), 증평메리놀병원(괴산군 증평읍), 영동의료보험조합(강릉시, 명주군), 삼화 의료보험조합(서산군)이 그 대표적인 예가 된다. 다시 말해서 우리나라 임의의료보험의 역사는 보험자 직영 의료시설의 생성, 발전, 소멸과 그 맥을 같이하고 있다.

그동안 여러 가지 형태의 임의조합이 설립되었지만 보험자 직영시설을 소유했던 임의 의료보험조합만이 안정적으로 발전할 수 있었고 이런 조합의 대부분은 전국민의료보험이 실시될 때까지 존속해 올 수 있었다.

자유방임주의하에 주로 민간부문에 의해 주도되어 온 의료서비스는 1974년에 민간부문과 공공부문이 의사 수는 82 대 18, 병상은 79 대 21로 민간부문 위주로 되고 의료수가정책과 기준이 불분명하여 일반의와 전문의, 사립의료기관 및 병원과 국공립의료기관의 기능적 분화가 이루어지지 않은 실정이었다. 또한 1960년대에 보건소 및 보건지소 확충과 의료인력 배출의 증가에도 불구하고 의료인력과 시설은 지역적으로 균형을 잃게 되어 농어촌 주민의 의료문제가 심각하게 드러났다.

이러한 사회적·정치적 문제를 해결하고 반대세력을 침묵시키고자 절차적 민주주의를 폐기시켜 버린 것이 바로 10월 유신이다.

10월 유신 이후 박 정권은 위기의 극복을 위해 '복지국가의 실현'에 주력한다. 이때 복지국가의 실현을 위한 가장 효과적인 수단으로 채택된 것이 중화학공업정책이었으며, 중동건설 진출과 세계경제의 일시적 회복으로 제1차 석유파동을 벗어난 후 본격적으로 추진되었다. 그 당시 상황으로서는 세계적인 불황인데도 이러한 국가주도 개발 전략을 채택한 것은 파격적이었다. 한편 노동운동의 민중운동적 성격이 강화되고 개별공장에서의 민주노조운동이 점차 활성화되어 가던, 1970년대의 중반이자 유신의 중반기인 1976년 박 정권은 갑자기 의료보험의 실시를 약속하고 나섰으며, 실제로 1977년부터 500인 이상 대기업의 피용자를 대상으로 의료보험이 실시되었다. 갑자기 이렇게 실시된 원인 중의 하나는 그 당시 치료비가 없어서 위독한 환자가 병원 옆에서 죽고, 의료부조리문제가 발생하여 병원장 등이 구속되는 사태가 발생하였다. 이런 상황에서 정부는 대응책을 세우지 않을 수 없어 1976년 6월 16일 저소득층에 대한 의료혜택을 약속하였고, 이에 따라 보사부는 「국민의료시혜 확대책」을 발표[32]하였으며, 그 내용 속에 의료보험의 시행이 포함되어 있었다. 불행한 환자가 병원 입구에서 문전박대당하는 사태, 의료부조리가 등의 원인으로 국가가 의료보험을 실행한다는 논리가 성립된다. 이것은 어느 정도 타당한 이유가 된다. 그 당시 운동권 학생들의 구호를 보면 이러한 사회적 부조리를 내세워 좌경화되어 가는 실정이었다. 그래서 정부는 이러한 사태를 예방하려는 차원에서 의료보험을 시행했다고 볼 수 있다.

또한 다른 차원에서 생각해 보면 사회정책부분의 모든 정책안은 언제나 '안보우선'이라는 논리에 밀려 일반적인 정책을 주장하지 못했으나 1976년에 접어들면서 안보의 실질적인 개념에 도전하여 '복지사회'야말로 안보의 기반이 되는 것이며, 반공전략의 원리는 생활의 질의 향상이라는 실질적인 무기로 대처해야 한다는 새로운 안보의 관점을 주장하고 나섰다. 이러한 주장의 근거로 3차에 걸친 경제의 고도성장에도 불구하고 저소득층에 머무르고 있는 계층이 줄지 않고 있는 사실을 제시하고 있다.

1977년 의료보험 실시의 가장 핵심적인 원인은 당시 남북대화가 진행되면서 북한에 대해 상대적으로 열악한 상태에 있는 남한의 의료보장제도가 문제로 부각되었기 때문이다. 당시 남북대화에 관여하고 있

---

32) 확대책의 구체적인 내용은 다음과 같다. ① 생활능력이 없는 생활보호대상자의 진료비는 그 전액을 국가가 부담한다. ② 월소득 3만 원(농촌) 내지 4만 원(도시) 이하의 영세민의 진료비 중 30%는 국가가 보조하고 나머지 70%는 국가가 지불하되 수혜자로 하여금 1-3년 내에 분할 상환토록 한다. ③ 그 외의 국민들은 직장별·직역별로 보험조합을 구성하여 진료를 받게 한다.

던 안기부 모 씨가 남한의 의료문제를 신랄하게 비판한 북한의 선전물을 대통령에게 보고하면서 의료보험 실시를 건의하였고 이것이 받아들여져 당시 의료보험의 실시에 별 반응을 보이지 않았던 보사부장관에게 대통령으로부터 의료보험 실시 지시가 내려온 것이라고 주장하는 사람도 있다.[33] 그 밖에 손준규는 대한의학협회의 관여에 상당한 비중을 두고 있다. 의협은 1976년 초 대통령의 의료보험 실시 지시가 내린 직후부터 이에 대비하여 개업의들의 이익을 보호하기 위해 활발한 로비활동을 벌였다는 것이다. 예컨대 의협의 간부들은 국회보사위원들과의 연석 간담회를 개최하거나 보사부장관과 만나면서 현재 진행 중인 법안내용에 자기들에게 불리한 조항이 들어가지 않도록 정책방향을 탐색하면서 은근히 압력을 가했다고 한다. 그러나 그런 로비활동을 통해 의사집단이 얻어 낸 것은 1) 의료보험의 시행에 있어서 의료기관의 진료체계를 확립하고 2) 각 시도에 설치되는 심사위원회의 구성에 의학계의 대표가 참여하며 3) 요양급여에 있어서 특진제를 인정하는 것과 같은 집단 이기주의적 이해였지 의료보험의 시행여부나 보험료 부담과 같은 기본 골격에 관한 것은 아니었다.

이후 1975년 말부터 의료보험법 개정이 재차 추진되어 1976년 12월 22일 제2차 개정이 완료되었으며, 이 개정법에 의해서 1977년 7월부터 강제 의료보험이 부분적으로 실시되었다. 제2차 개정 당시의 환경적 요인을 살펴보면, 정치적 측면에서 보면, 당시 유신체제의 중반기로서, 유신 초기에 위력을 발휘하던 강제력이 점차 효력을 상실하게 되고 전반적인 저항의식이 심화되는 상황이었다. 안보와 반공이라는 효과적인 통치 이데올로기가 설득력을 상당부분 상실하고 있는 상황에서 경제체제의 안정을 위해서 국민의 복지욕구를 어느 정도 충족시켜주어

---

33) 김연명, 전게서, p.108.

야 할 필요성을 절실히 느끼게 되었다. 또한 남북대화가 진행되는 상황에서 남한의 열악한 의료문제가 체제의 비교우위성을 손상할 것으로 우려되었던 나머지 사회보험의 적극적 논의가 시작되었다. 경제적 측면에서 보면 70년대 중반 세 차례의 성공적인 경제개발계획으로 어느 정도의 자존축적이 되어 있었다. 사회적 측면에서 보면 그동안의 고도 성장과정에서 파생되는 분배의 불균형에 대한 불만이 고조되고 있었으며, 그 결과 국민들의 사회복지욕구가 증대하고 있었다. 그리고 1970년대 들어서 노동단체는 물론 의사, 약사, 등의 전문가 단체의 조직화된 요구도 증대하였다. 또한 의료 환경 면에서도 응급환자의 입원 거부, 의료부조리 문제 등 의료사고가 빈발하였다. 결국, 당시는 전반적으로 의료보험의 실시에 매우 우호적인 환경이 형성되고 있었던 것이다.

정부의 의료보험시험사업은 법개정 이후 1974년 대한 석유공사 의료보험공사조합에 1975년 협성의료보험이 추가되어 4개의 시범조합이 되었다. 또한 의료조합이 출현하게 되었는바 1968년 5월 자영자를 대상으로 출발한 부산청십자 의료보험조합을 시초로 임의 의료보험이 다수 출현했으나 일부는 재정난으로 해산되고 1977년 의료보험이 전면 실시되기 전해인 1976년에는 피용자의료보험시범조합 4개와 자영자 시범조합 7개 등 11개의 정부인가조합이 운영되었다. 의료보험법은 1970년 8월에 제1차 개정이 있었고 1970년에 정부는 종래의 임의보험을 강제보험으로 전환시키기 위한 입법을 하게 되었다. 즉 근로자, 공무원 및 군인은 대통령이 정하는 바에 의하여 강제 가입도록 규정되었다. 사회복지에 관련된 많은 법 중에서 제대로 시행된 것은 공무원연금과 군인연금이었다. 그 이유는 정권유지 차원에서 공무원과 군인을 통제하기 위해 필요한 수단이었기 때문이다. 이런 점으로 볼 때 당시의 사회복지제도는 군사정권이 필요로 했던 정당성의 창출을 위한 선전적 약속이며 국민통제의 방법으로 사용된 것이다. 그 당시 우리나라의 여건이 강제가입을 제도화하기에는 역부족이어서 시행령을 개정하지도 못한 채 1977년까지 그 실시가 보류되었다. 1973년에 국민복지연금법이 국회를 통과하였으나 그 시행은 뒤로 미루어졌으며 1976년에는 1963년에 제정되었던 의료보험법이 전면 개정되고 1976년 12월 22일 제2차 개정을 하였다.

우리나라에서 최초로 입법화된 의료보험법을 그 법안이 입안되고 최고회의를 통과하는 과정에서 참여한 소수 선진적인 전문가들의 활약의 결과로 보고 있다. 보다 구체적으로 설명하면 의료보험법의 입안 및 개정과정에 관여했던 역시 소수 전문가의 활동으로 1977년 의료보험 실시의 결정적인 요인으로 대통령의 의지를 들고 있다.

한국은 서구식 국가독점자본주의 사회가 아니라 1960~1980년대까지는 관료의 주도하에 사적 독점이 강화되어 가던 자본주의 사회이고, 1980년대 중반 이후부터 점차 신식민지 국가독점자본주의로 이행되는 사회이다. 한국사회의 성격에 관한 논의를 통해 우리가 확인한 한국사회의 가장 큰 특징이자 서구의 복지국가와 다른 점으로 보고 있다. 개정과정에서는 관련 단체들의 개입도 활발하였는데, 피보험자인 직장근로자를 대표하는 노총의 경우는 1976년 6월 8일 '의료보험개정에 관한 문제'라는 제하의 건의문을 제시하여 보험의 강제적용, 피부양자의 범위확대, 보험급여기준의 현실화 등을 요구하였다. 사업주를 대변하는 전경련의 경우도 처음에는 기업의 재정부담을 이유로 의료보험 실시에 부정적이었으나, 대통령의 의지를 확인한 이후부터는 적극적으로 산하의 기업들을 설득하였다. 그리고 의사단체도 의사대표의 관련 정부위원회 참여의 명문화, 의료보험지정기관의 자율화 등을 주장하며 수차례 간담회 개최, 건의서 제출 등을 하였으며, 약사단체 역시 약사의 정부 위원회 참여, 약국의 의료보험 참여 등을 주장하였다.

전국민의료보험시대를 개막하기 위한 준비단계로서 1981년 7월 1일부터 지역의료보험 제1차 시범 사업을 실시하였으나, 시행과정에서 보험료 징수실적의 저조와 이로 인한 의료보험재정의 부실 그리고 시범지역 내 임의 분업으로 인한 약국의 경제적 타격 등 많은 문제점이 확인되었다. 이에 따라서 1982년 7월 1일로 예정된 제2차 시범사업에서는 정부는 강제 의약분업의 실시를 결정하였으나, 시행과정에서 대상 집단의 극심한 반발과 이로 인한 시행착오가 있었다. 이처럼 의약분업방식의 결정과정에서 주된 참여자는 정부와 의료서비스 전달기관인 의사단체와 약사단체였으며, 수혜대상자인 일반국민과 노동단체 등은 거의 관심이 없는 상황이었다. 이후 시범 지역 내 의약분업의 시행과정에서는 보사부, 의협, 약사회의 3자가 참여하는 의약협업추진위원회가 구성되어 공동으로 현지시찰을 하고, 1982년 12월 21일에는 단계적인 의약분업의 실시를 합의하는 등 진전이 있었다. 그러나 1983년 들어서면서 또다시 의사단체와 약사단체 간 시행방식을 둘러싸고 심한 갈등이 재현되어 요양 취급기관 지정서를 반납하는 등의 사태가 발생하였다.

의료보험공단이 공단 건물 내에 직영 검사센터를 설립하기 위하여 1980년대 초반에 공·교 의료보험법 개정을 시도하였으나 의료계의 반대로 실패하였다. 사회보험이 실시되기 이전에 설립되었던 임의 조합의 직영진료소는 1989년 7월에 전국민의료보험이 실시되기 직전까지 그대로 존속되었으나, 의료보험관리공단에게는 직영시설의 건립을 허용하지 않은 셈이다. 그 결과 보험자가 직영 의료시설이나 복지시설을 운영하지 못하도록 의료보험법이 개정되어 금일에 이르렀다. 현행 의료보험법과 공·교의 의료보험법에 따르면 의료보험연합회와 의료보험관리공단만이 직영시설을 운영할 수 있도록 되어 있다.

1977년부터 전국민의료보험이 실시되기 전까지를 정책화 움직임 단계로 설명하고 있다. 이 단계에서는 보건 기획의 개념을 제대로 도입하여 정책입안을 하게 된 시기이기도 하다. 1977년 1월 저소득층에 대한 의료보호 제도가 실시되었으며 사회보험의 의료보험제도가 1977년 7월부터 시작되어 매년 확대되었다. 1963년에 제정된 의료보험법이 실질적인 역할을 한 1976년 12월 말 제2차 법 개정부터이다. 처음으로 사회개발을 강조한 제4차 5개년 계획의 시발 연도인 1977년 7월부터 500인 이상의 사업장과 공단사업의 근로자를 대상으로 강제적용 의료보험이 실시됨으로써 실질적인 의료보험의 역사가 개막되었다. 1979년 1월에는 공무원 및 사립학교 교직원에 대하여, 동 연도 7월부터는 300인 이상의 사업장에 대하여 적용을 확대하였으며 1981년 1월에는 100인 이상 사업장, 1982년 2월에는 5인 이상 사업장에 대하여 임의가입을 적용하는 등 빠른 속도로 적용대상을 확대하게 되었다. 제4차 5개년 계획(1977-1981)을 준비하면서 그동안의 경제성장의 과실에 대한 분배문제가 강력히 대두됨에 따라 정부는 불가피하게 사회복지정책을 채택하게 되었다.

이러한 사회여론에 앞서 1972년에 개최된 남북조절위원회 공동성명 이후 남북한의 실정이 비교되면서 의료서비스 접근이 쉽지 않는 현실에 대한 문제가 심각하게 대두되었다. 이러한 배경에서 1977년 의료보호와 의료보험제도가 실시된 이래 십여 년간 의료정책의 줄기를 이루어 온 의료보험은 1989년 전국민의료보험시대의 문을 열기까지 정치, 경제, 사회의 상황과 맞물려 발전되어 왔다.

한국에 있어 복지제도가 가장 확충되었던 시기는 1980년대이다. 1983년에 의료보험법이 대상자를 확대하는 방향으로 개정되었다. 제4

차 5개년 경제개발계획을 입안하는 과정에서 그동안 사문화되어 왔던 의료보험법을 전면 개정하여 500인 이상의 근로자를 고용하는 사업장에 강제적용 하는 한편, 당시의 취업구조를 보면 피고용자 수는 전 취업인구에서 극소의 비율이었으며 그들의 대부분은 자영자나 가사종사자였다. 또한 내부적으로 보면 대기업과 중소기업에서의 노동조건과 피용자의 생활수준에도 현저한 격차가 있었으며, 또 피용자 계층보다 더 조건이 좋지 않던 계층은 노동조건이나 생활양식도 아직까지 근대화되지 않은 면이 많은 상황이었다. 게다가 당시 국민들도 복지문제에 대해서는 무지하거나 아니면 복지문제를 우선적인 해결과제로 여기지 않았기 때문에, 사회보험방식에 따른 사회보장제도의 실시는 아직 시기상조였다고 하겠다. 의료보험이 전면적으로 실시되기까지 또 다른 욕구들이 있었다. 첫째, 의료보장정책에 대한 인식의 시급성을 들 수 있다. 1972년 8월 일부 종합병원의 응급환자 진료거부사건이 사회적 물의를 일으키는 등 사회압력에 따라 정부는 의료보장정책을 강화해야 할 필요성을 절실히 느꼈고 사회적으로도 요구가 높았다. 둘째로, 1973년 12월에 제정된 국민복지연금법에 의한 자극으로서 당시 경제단체가 복지연금 시행에 앞서 의료보험제도의 실시가 더욱 바람직하다는 주장으로 연금법의 실시가 현실적으로 벽에 직면하게 되어 정부는 대신 제4차 5개년 계획에 의료보험을 실시하게 되었다.

한편, 남북대화를 시작한 한국의 국제적 입장이 의료보장 실시의 촉진제 역할을 하였다. 이러한 상황에서 기업 및 경영자 단체의 적극적인 참여 아래 1977년 7월 1일부터 의료보험 시행을 위한 준비 작업이 전국경제인연합회를 중심으로 추진되었다. 또한 1960년대에 보건소 및 보건지소 확충과 의료인력 배출의 증가에도 불구하고 의료인력과 시설은 지역적으로 균형을 잃게 되어 농어촌 주민의 의료문제가 심각하게 드러났다. 이에 정부는 1980년 12월 농어촌보건의료를 위한 특별조치법을 제정하여 농어촌 지역에 공공의료기관을 확대 설치하고 공공의료인력을 배치함으로써 의료자원분포의 지역 간 불균형을 개선하고 저렴한 의료서비스를 받을 수 있는 여건을 조성하고자 하였다. 1976년부터 4년간에 걸쳐 한국인구보건연구원에서 '마을 건강사업'을 3개 시범 지역(강원 홍천, 경북 군위, 전남 옥구)에서 실시하였다. 70년대 후반에 이르러서 그동안의 경제발전 목표 아래 잠재적으로 자라온 의료서비스 수급의 문제점이 중점적으로 드러나게 되었다. 1979년에는 군의관 잉여인력을 공중보건의료 확보하여 군복무 기간 동안 보건소 및 보건지소단위까지 배치하기 시작하여 농어촌 벽·오지 주민의 보건향상을 위해 보건진료소를 설치하고 6개월간 교육훈련을 받은 간호사를 보건진료원으로 양성배치 하여 농어촌 주민에 대한 보건예방활동과 지역사회개발활동 및 경미한 환자의 진료를 담당하는 제도를 실시하였다. 1981년 4월 의료보험법을 개정하여 지역주민에게 의료보험을 확대실시하기 위한 기반을 마련한 후 그해 7월부터 홍천, 옥구, 군위 등 3개 군에 대하여 1982년 7월에는 강화, 보은, 목포의 3개 지역에 대하여 시범사업을 실시하였다.

이 시범사업은 농어민이나 도시자영자의 경우 소득파악이 어렵고 보험료의 원천징수가 불가능한 소득구조를 가진 대상이므로 직장의료보험과 다른 형태로 보험료를 합리적으로 부과징수 하는 방안의 개발과 지역 내 의료수요와 공급의 관리모형을 개발하기 위한 것이었다. 아울러 13개 직종의 자영자가 의료보험의 적용을 받게 되었다.

## (2) 일 본

　명치의 초년 근대국가로서의 출발 이래 1945년 패전에 이르기까지 77년이라는 장기간에 걸쳐 일본의 시정에 있어 일관적으로 추진되어 온 근본적 방침은 식산흥업이며 경제 우선이었다. 또한 일본은 가족의 역할이 전통적으로 강조되어 왔다. 그리고 엄격한 상하관계로 인한 아래 사람의 윗사람에 대한 충성심과 윗사람의 아랫사람에 대한 책임감이 기업복지와 같은 일본 특유의 사회복지의 발달을 가져왔다고 할 수 있다. 이러한 가족역할의 강조와 기업복지의 발달을 가져온 문화가 결국은 사회복지를 위한 정부의 지출이 서구유럽복지국가의 수준에 이르지 못하는 현상을 초래하였다고 할 수 있다. 일본의 보건의료제도는 복잡하다. 이는 지리적 요인, 기후의 다양성, 조밀한 인구밀도 등과 오랜 역사 동안 신속히 변화하는 정치, 경제, 사회적 상황들에 영향을 받으면서 발전되어 왔기 때문이다. 현재의 전국민의료보험이 비록 후생성에 의하여 잘 통제되고 있지만 의료보험의 종류에 따라 다양한 양상을 가지는 것은 이러한 불규칙적이며 단계적인 보험제도의 정비에 의한 것이다. 민간의료부분이 의료제공자로서 많은 부분을 담당하고 있고, 보수 지불체계는 행위별 수가제를 기본으로 하고 있다. 일본의 보건의료제도는 비교적 적은 의료비로도 선진국 중에서 가장 좋은 건강지표를 유지하고 있으나, 양질의 의료관리나, 의료소비자인 환자들에 대한 관심이 적은 것은 단점으로 평가될 수 있다.

　대부분의 조합들이 재정적자로 1948년에는 반 이상의 조합들이 휴·폐업하였다. 이를 극복하기 위하여 진료보수의 적정한 심사와 지불의 일원화에 의한 신속한 지불기능의 확립을 목적으로 건강보험진료 보수지불기금을 설립하였다. 이때 본인일부 부담제도의 부활과 정부관장

건강보험의 보험료율 인상을 내용으로 하는 제도개정이 1949년에 이루어졌다.

1938년에 국가건강보험이 도입된 이래 1942년에 최초의 민간보험인 선원보험이 도입되었다. 이 법이 먼저 만들어진 이유는 노동자단체에서는 볼 수 없었던 선원단체나 해운업계로부터 계속적으로 강한 요망이 있었다는 것이고, 다른 하나는 전시기에 들어와서 전력증강의 중핵으로서 해운업의 중요성이 한층 높아졌다는 것이다. 이 당시 선원보험법, 노동자 연금보험법 등의 각종 사회보험과 공적 부조의 제정 성립을 보았다. 그러나 이러한 제도들은 근대적인 구조를 이루고 있기는 하지만 전시 사회정책의 일환으로서 전시입법의 성격을 벗어나지 못하여 순수한 국민의 복지를 그 목적으로 한 것이 아니라, 노동력의 유지, 배양을 통한 전력증강에 목적이 있다고 볼 수 있다.

패전 후 10년간 일본의 사회복지 발달의 두드러진 특징은 노동자재해보상보험의 새로운 제정과 후생연금보험법의 전면적인 개정으로 사회보험부문의 충실을 기할 수 있었으며, 생활보호제도의 정비를 통하여 공적 부조의 발전을 기했다는 것이다. 그리고 공중위생 및 의료제도 등에 걸친 새로운 입법을 통하여 오늘날 일본의 사회보장제도의 기초를 다듬었다고 할 수 있다. 일본의 사회보장심의위원회는 1950년대의 '사회보장에 관한 권고'에서 사회보장의 범위를 협의와 광의 그리고 관련제도로 나누어, 협의의 사회보장은 공적 부조, 사회복지, 사회보험, 공중위생 그리고 의료를 포함하며, 광의의 사회보장은 전쟁희생자 원호, 주택대책, 고용대책 등을 그 내용으로 하고 있다.

세계 제2차대전 후 기존의 사회보장제도가 전쟁에서의 패배로 인하여 붕괴 직전으로 치달아 의약품과 위생재료가 크게 부족하고 의료비의 급등으로 인하여 진료보수의 단가를 인상하고 재원확보를 위하여 보험수가를 개정할 수밖에 없는 상황에 처하였다. 대부분의 조합들이 휴·폐업하였다. 이를 극복하기 위하여 진료보수의 적정한 심사와 지불의 일원화에 의한 신속한 지불기능의 확립을 목적으로 건강보험진료 보수지불기금을 설립하였다. 이때 본인 일부 부담제도의 부활과 정부관장 건강보험의 보험료율 인상을 내용으로 하는 제도개정이 1949년에 이루어졌다. 한국 전쟁의 발발 후 산업의 부흥기를 맞이하여 보험제정의 위기도 일시적으로 완화되어, 1953년에 건강보험과 선원보험법[34]을 개정하여 적용범위의 확대와 급여개선을 포함하는 실질적인 개정이 이루었다.

1947년 보건소법이 전면 개정되어 공공의료사업의 향상 및 증진에 관한 항목이 추가된 의료사회사업이 더욱 활발하게 진행되었다. 1951년 4월 신결핵 예방법이 공포되고 구법의 전염예방방지 중심에 관한 내용을 결핵의 조기발견, 적절한 의료의 보급, 결핵의 예방을 목적으로 하였다.

경제의 고도성장 준비기로 건강보험제도의 정비와 전국민의료보험 준비시기에 해당하는 것으로 의료보험 적용인구의 증가로 진료보수를 둘러싼 이해관계자의 대립이 격화된다. 1953년에는 건강보험법의 적용으로부터 제외되었던 일일노동자로 하여금 의료보험의 피보험자로 한다는 목적으로 일일노동자건강법이 기존의 건강보험법을 개정함이 없이 개별의 입법으로 제정되었다. 또 동년에 사립학교 교직원에게도 국립학교의 교직원과 같은 공제제도를 적용하기 위한 사립학교 교직원 공제조합법이 제정되었는데 이를 계기로 사립학교의 교직원은 건강보

---

34) 개정의 주요 내용: ① 표준보수의 등급기준을 정시결정방식으로 채택 ② 적용범위를 토목, 건축, 교육, 의료 사회복지사업으로까지 확대함으로써 적용대상에서 제외된 분야는 농림수산업과 서비스뿐이다. ③ 동일상병에 대한 요양급여 기간을 2년에서 3년으로 연장하였다.

험 및 후생연금보험의 적용으로부터 벗어나게 되었다. 1954년에는 시·정·촌 직원공제조합법의 제정을 보았는데, 이것은 시·정·촌 직원의 퇴직급여와 의료급여를 공제조합에 의하여 행하는 것으로서 그 후 지방공무원 공제조합법이 성립됨에 따라 여기에 흡수되었다.[35]

이후 건강보험의 중심과제는 의료비 문제와 재정대책으로 집약되는데 1954년부터 1955년에 걸친 건강보험재정의 약화는 단지 보험재정의 수지불균형이라기보다는 의료보험제도 자체의 제도적 결함이며 의료제도와의 부·정합이 현재화한 것이라고 할 수 있다. 건강보험의 재정위기에 대하여 정부는 1956년 보험진료에 대한 감독권의 강화와 일부부담금의 인상을 포함한 건강보험법 개정안을 의회에 제출하였고 의사회와 노동조합은 개정안에 대한 공동투쟁을 전개하였다. 1957년 건강보험법 개정으로 정관건강보험에 대한 국고보조가 명확화된 반면, 표준보수월액의 증가, 본인일부부담금제 실시 등 피보험자의 부담이 증가한 측면이 있다. 1958년 신국민건강보험법이 성립되어 강제적용과 시·정·촌 관장 실시를 의무화하였으며 급여는 피보험자와 가족 모두 5할로 결정하였다.

### 3) 의료보험제도의 확립단계

의료정책의 확대는 각종 사회보험 급여 대상자의 범위의 확대라고 할 수 있다. 의료정책확대의 의미를 한국과 일본에서는 전국민의료보험법안이 만들어져 국회에 통과되는 시기까지를 분석하였다.[36]

---

35) 荒木誠之, 『現代의 社會保障』(東京: 同文館, 1974), pp.86-87.
36) 이 단계는 Dror의 정책결정단계에 해당하고, Jones에 있어서는 정부 내에서 일어나는 활동인 형성(formulation)과 합법화(legitimation)의 단계에 해당한다. 형성이란 정부가 의료문제(공공의제)를 정책문제(공식의제)로 채

## (1) 한 국

21세기 한국의료의 변화를 살펴보면 우선 국민건강수준은 크게 향상되고 개인의 생활 습관과 관련된 암, 순환기계 질환이 증가될 것이고, 특별한 대책이 마련되지 않는다면 각종 사고와 알코올 또는 약물 남용에 의한 중독도 증가될 것이다. 하이테크 의료라고 명명될 정도로 상상하기조차 힘든 의료기술의 발전이 예상되며 유전공학, 장기이식, 뇌신경 분야의 기술발전들이 선도할 것이다. 의료서비스 조직에도 큰 변화를 일으켜 입원에서 외래, 외래에서 다시 가정으로 의료서비스의 장이 변화되고 전문화된 중소규모 병원의 설립과 운영이 활성화되고 대규모 병원들은 기능 또는 단위별로 분권화되는 조직 구조로 바뀌어 갈 것이다.

1960년대 이래 5공화국까지 경제발전지상주의와 안보 우선주의가 정책과정을 압도하였다. 제6공화국에 접어들면서 자유민주주의 및 복지사회건설이 경제지상주의에 도전하고 있어, 이들의 갈등상태가 일관성 있는 경제정책의 결정에 커다란 제약요인으로 작용하고 있다. 행정부 내의 환경변화는 개방체제로 전환되어 비서실에 집중되었던 정책결정권이 부처들에게 분산되고, 부처 내부에서는 하위실무자에게 권한과 책임이 상당히 이동되었다. 그러나 행정부의 최고 의결기관인 국무회의는 과거보다 결정권이 증가된 흔적은 보이지 않는다고 한다.[37] 또한 대통령의 경제정책에 대한 영향력 행사는 상당히 감소한 것으로 보이지만 과거 경제발전제일주의에 도전하는 복지사회건설이나 민주

---

택하게 되는 과정을 말한다. 즉 정부차원의 성격에서 볼 때, 문제에 관한 정부의 행동단계에 해당한다.

37) 정정길, 「대통령의 정책결정」, 행정논총 제29권 2호, 서울대학교 행정대학원, 1991. 12, p.52.

화에 대한 요구 등으로 인한 통치이념의 갈등으로 그나마도 어려움이 가중되는 속에서 대통령이 결정을 하고 있는 것 같다.

지속적으로 의료보험의 적용확대를 꾀하던 중 여러 가지 어려움을 극복하고 1986년 9월 드디어 국민복지증진 종합대책의 일환으로 전국민의료보험 실시의 결단을 내리게 되었다. 그리하여 1988년 1월부터 농어촌 지역 의료보험을 실시함으로써 전국민의료보험시대를 맞게 되었다. 4, 5차 5개년 계획에 걸쳐 사회복지의 경험과 기반을 토대로 전국민의료보험의 성취를 이룩하였다. 1989년 7월부터 모든 국민이 의료보험증을 소지하게 되었다는 사실이 가장 큰 변화라고 하겠다. 전국민의료보험시대에 도달하게 되었다. 지구상에 1인당 국민총생산이 미화 4,000불에 이르는 국가로서 전국민의료보험을 실시하지 못하고 있는 나라가 많다는 사실을 기억하면 우리의 전국민의료보험은 큰 성과임이 분명하다. 시대적 배경에 따른 사회적인 여건, 의료에 대한 국민의 기대, 사회적 압력과 정권의 교체 등의 상황에 국가의 경제력이 뒷받침되어 의료정책의 방향이 결정되어 왔다. 1988년 1월 농어촌 지역의료보험의 실시에 즈음하여 일부 지역에서 보험료 납부 거부운동(1988년 2월) 등의 물의를 빚기도 하였으나 1989년 7월에 도시 지역 주민에 대한 적용을 끝으로 전국민의료보험제도가 현실화되었다. 1980년대의 보건정책의 주축이 되어 온 의료보험제도는 지난 십 년간 국민생활의 여러 부분에 깊은 영향을 미쳤을 뿐 아니라 한국의 보건사업과 의료제도 발전에 새로운 좌표정립의 결정적 계기를 부여한 셈이다. 의료보험수가의 통제는 지금까지 자유방임이었던 의료체계에 변화를 일으켜 의료계에 결정적 영향을 미쳤다. 1987년 6·29선언 이후 함께 불어 닥친 병원노조 결성바람은 지금도 사회적 물의를 빚게 되고 정부는 자제를 촉구하면서 쟁의의 한계를 설정, 분규 발생을 규제하게 되었다.

1981년 하반기에 국회 보사위원회서는 11월 27일 의료보험의 통합일원화가 의료보험사업에서 가장 중요한 당면과제라고 보고 정부가 1982년 정기국회까지 일원화를 위한 법률안을 제출하라는 결의를 만장일치로 통과시켰고 보사부에서는 의료보험 통합일원화방안을 다시 만들었으나, 청와대 비서실 팀의 반대에 부딪혀 그해 정기국회에 통합일원화를 골자로 하는 법률안을 제출하였으나, 이 방안에 대한 대통령의 동의를 얻지 못하였고 정부와 여당 측에서는 보사부로 하여금 「전국민의료보험 종합방안」을 12월 18일 국회에 제출하여 여기서 제시된 3개 방안을 더 연구하여 우리 실정에 적합한 의료보험제도를 개발하는 결론을 맺었다.

이상을 간추려 보면 첫째로, 의료보험은 대통령의 직접적인 의지로 시행되었으며, 둘째로, 김봉환 보사위원장과 사보심 연구위원들의 헌신적인 노력 셋째로, 복지의 안보논리가 박 대통령의 결심을 이끌어내는 데 결정적으로 작용했다는 것이다.

의료보험의 확대과정에서 그 당시 각 당과 정부 측, 보건의료단체[38] 등의 의견서의 내용은 다음과 같다. 먼저 평민당 법안(1988년

---

38) 의협의 의료보험법 개정에 관한 청원.
  1. 현행 의료보험법은 행정편의와 偏向에 의하여 제정된 비민주적인 법으로서 문제점이 많으므로 민주적인 의료보험법이 되도록 개정을 바람.
  2. 제도의 不備 또는 모순으로 인한 의료의 질적 저하와 불신풍조를 拂拭하고 양질의 의료를 전 국민에게 제공할 수 있는 민주적인 의료보험 제도를 확립하기 위해 ① 의료 보험관리운영체계를 하나의 보험자로 통합일원화 ② 보험자 단체와 의약단체 간의 상호계약제실시 ③ 의료보험 수가심의 위원회 및 요양보험급여 비용심의원 신설 ④ 의료 분쟁보상 기금제도를 도입하여 소신의료 유도 ⑤ 요양비용체불에 대한 가산금제 도를 신설하는 등 의료보험법을 개정해 주기 바라는 청원임.

11월 14일, 홍영기 외 66 발의)의 내용을 보면 사회보험의 목적을 구현할 수 있고 원활한 전국민의료보험을 가능하게 하는 유일한 방법은 의료보험을 일원화하는 길밖에 없다는 내용으로 의료보험의 재정통합을 통합으로 보고 있으며, 민주당 법안(1988년 11월 16일, 송두호 외 59 발의)은 적용대상을 의료보호대상자까지 포함한 전 국민으로 하고, 자영자와 피용자를 합치고 관리 기구를 일원화하는 것을 통합으로 보고 있다. 결국 당시의 입법부 내에서의 논의 과정은 통합일원화를 요구하는 평민당 및 민주당과 광역조합방식을 고수하는 정부 측 및 공화당[39] 사이의 정치적 타협과 공방의 과정이었다. 이를 계기로 1989년 2월 23일에 구성된 국회 보사위원회의 법률 심사소위원회는 여섯 차례의 회의를 통해 제안된 법안을 검토하고 그 단일한 대안을 작성한다.[40] 이러한 소위원회의 단일안(국민의료보험법안)은 1989년 3월 9일 145회 임시국회에서 만장일치로 통과된다. 그러나 합의로 이루어진 동 법안을 대통령의 거부권 행사로 통합 일원화는 무산된다.

## (2) 일 본

일본의 복지제도는 제2차 세계대전 후 미국의 영향을 많이 받아 형성되었다. 1947년 배상조사반 사회보장조사반이 미국으로부터 파견되었고 이들의 조사보고와 권고를 토대로 1948년 사회보장제도심의회는

---

39) 전국의보대책위는 각 정당의 개정안의 한계를 비판하고 1989년 2월 24일 농민들이 공화당사를 점거하고 '광역조합방식'의 철회와 야 3당 단일한 작성에 참여할 것을 요구한다. 이에 공화당은 자신의 법안인 광역조합화안을 폐기하고 통합일원화 방안에 굴복한다.

40) 대한민국 국회사무처, 「보건사회위원회회의록」(제145회 국회, 제6차위원회, 1989. 3. 8), pp.2-3.

1950년 사회보장제도에 관한 권고를 정부에 제출하였다. 이 권고에 의한 복지체계는 사회보험을 핵심으로 하되 공공부조를 보완적으로 인정하며 공중위생과 의료를 동시에 추진하고 사회복지를 확충하되 제도의 상호관련성과 일원적 통합을 기하도록 하는 것이다. 그런데 한국전쟁의 발발로 전면적인 시행의 기회를 놓치게 되었으며 1960년에 이르러 비로소 어느 정도 완비를 보게 되었다. 이후 일본의 복지제도는 사회경제적 여건의 변화와 이해당사자들의 세력다툼의 영향을 받으면서 수차에 걸친 개혁과 변천을 거듭하게 되는데, 1961년 4월부터는 전국민의료보험이 실시되었다.

1955년 이후 일본은 경제자립 5개년 계획의 성공적인 수행으로 고도경제성장의 시기로 접어들었으며 세계 2위의 경제대국으로 발돋움하게 되었다. 1961년에 전국민의료보험을 실시하였으며 1957년의 사회보장제도 심의회의 '사회보장제도의 총합조정에 관한 권고'에서는 사회보장을 빈곤계층 대책, 저소득계층 대책 그리고 일반계층 대책 등으로 구분하여 빈곤계층대책으로서는 사회보험을 들고 있으며, 모든 소득계층에 공통시책으로서 공중위생과 의료를 들고 있다. 현행 일본의 사회보장제도는 사회보험, 아동수당, 공적 부조, 사회복지, 공중위생, 의료, 환경정책, 은급, 전쟁희생자원호 등의 제 부문으로 구성되어 있다. 일본의 의료보험제도는 전 국민을 대상으로 실시하고 있으며 다음과 같이 운영되고 있다. 일본의 의료보험은 피용자를 대상으로 하는 직역보험인 건강보험, 공제조합과 지역보험인 국민건강보험에 의해 운영되고 있다. 일본의 의료보험제도 중 가장 오래되고 의료보장의 중심제도인 건강보험은 1922년에 법제화되어 1927년부터 실시되었다.

건강보험의 초기목적은 피보험근로자를 보호하여 산업발전을 촉진시키는 데 있었으므로 초기의 적용대상은 공장법(1905년)과 광산법

(1911년)에 관계된 사업장에 근무하는 자에게만 한정하였다가, 1935년부터 5명 이상을 고용하고 있는 사업장의 근로자까지 확대 적용하였고 1939년부터 피부양자까지 확대하였다. 이 제도는 각종 사업장에 고용되어 있는 근로자를 피보험자로 하는 의료보험제도로서 피보험자의 업무 외의 상병, 사망, 분만과 그 부양가족의 상병, 분만에 관하여 보험급여를 하고 있다. 국민건강보험은 1938년 국민건강보험법의 제정을 시초로 하여 17회에 걸친 동법의 개정 끝에 1956년 전국민의료보험 전국보급 4개년 계획에 따라 1958년 동법을 전면 개정하여 1959년부터 시행 오늘에 이르고 있다. 이 보험은 피용자 이외의 일반국민을 피보험자로 하고 그 질병과 부상, 출산, 사망에 관하여 의료 및 기타의 보험급여를 지급하는 제도이다. 또한 공제 조합제도는 일본사회보장제도의 일환으로서 독특한 종합보험체계를 이루고 있다. 즉 단기급여로 건강보험을 대행하고 장기급여로 연금제도를 대행하는 종합 보험적 성격을 띠고 있다. 이 제도는 의료급여 이외에 조합원과 그 가족의 생활안정과 복지향상에 기여하고 공무의 능률적 수행, 사립학교 진흥 등에 기여하는 데 그 목적이 있다. 공제조합은 그 대상에 따라 국가공무원 공제조합(24개), 지방공무원 등 공제조합(54개) 그리고 사립학교교직원공제조합(1개)으로 구분된다. 국가공무원공제조합은 1948년에 제정된 구국가공무원 공제조합에 따라 그때까지 분산되어 상호관련 없이 설립되어 있었던 24개의 공제조합이 하나의 체계로 정리 통합되었다. 지방공무원 등 공제조합은 1962년 지방공무원 공제조합법이 시행되어 그때까지 도·도·부·현별, 시·정·촌별, 직원의 신분 및 직종별로 분산관리 되어 오던 것이 하나의 제도로 통합되었다. 사립학교교직원공제조합은 국·공립학교 교직원의 공제제도와 균형을 맞추기 위해 이와 비슷한 제도를 사립학교 교직원에게도 적용한다는 취지하에

1953년에 제도화되었다. 안정되었던 보험제정은 1954년에 다시 적자가 되면서 진료보수의 지불이 지연되기에 이르렀다. 건강보험의 적자문제는 정치·사회문제로까지 발전하여 정부는 긴급대책요강을 입안하여 부당 청구, 부정수진의 배제, 보험료 수입률의 향상 등 수·지 양면에 행정조치를 강구하였다. 한편 보험재정의 근본적인 재건을 도모하고자 1957년에 제도를 개정하였다.[41] 이 제도 개정과 경제상황의 호전으로 전국민의료보험화 계획이 대두되었다. 1956년 말 의료보험의 적용인구는 6522만 명, 보급률은 약 70%였다.

1958년 6월 선거에 있어서의 자민·사회 양당의 선거공약, 사회보장심의회의 답신과 공표 및 국민연금위원회의 보고서 등에 입각하여 1959년에 국민연금법이 제정·공포되게 되었다. 전국민의료보험법이 국민을 어떤 의료보험제도의 피보험자로 하여 국민의 한 사람 한 사람에게 의료의 보장을 부여하려고 하는 국가의 시책인 데 대하여, 전국민연금은 국민을 어떤 연금제도의 가입자와 국민의 전부를 대상으로 하여 노령·유족·폐질 및 사망의 경우에 연금의 급여를 행함으로써 그 생활을 보장하고자 하는 것이다

사회계획의 일환으로 전국적인 사회보험은 1961년에 제정되었고 이에 따라 전 국민이 손쉽게 의료이용이 가능하게 되었다. 그러나 인구의 노령화와 의학기술의 발달, 급여수준의 향상, 의료비 개정 등의 여러 요인 등은 보험재정을 급속히 악화시키고 있다.

지금까지 일본경제가 고도성장을 계속하여 이에 수반하는 보험료 수입도 의료비의 증가와 같거나 그 이상의 증가가 확보할 수 있던 시대는 끝나는데도 불구하고 의료와 그 보험제도는 거의 개혁되지 않고,

---

41) 제도개정의 내용: ① 표준보수등급 기준의 개정 ② 본인 일부 부담범위의 확대 ③ 보험의료기관 지정제의 확대 ④ 피부양자 범위의 명확화.

여러 가지 구조적인 과제가 나타난 것이다. 의료보험 심의회 심의 시 후생성이 제출한 참고자료에는 97년을 제1단계로 하여, 2000년, 2005년을 제2단계, 제3단계로 한 앞으로의 의료보험제도 개혁 방향을 정리하여 보면, 제1단계의 97년 개정은 급여에 관한 재검토, 2000년의 제2단계는 포괄수가제 등 진료보수지불방식의 재검토나 의료비 상승의 큰 요인인 의료공급체계를 본격적으로 개혁하여, 의사 수, 병상 수, 의료기기 등등 의료의 공급량 그 자체로부터 의료비의 증가를 억제해가는 체제로의 추진이 요청된다. 또한 2005년 이후의 제3단계에서는 의료기관과 보험자의 관계에서 보험자의 자율성을 높여서 의료공급체계의 규모 그 자체에 보험자가 관여해갈 수 있는 재량·권한하에서 보험자가 의료기관측과 지불액을 교섭하는 총액청부제도의 도입 등이 전망되고 있다. 의료보험을 시초로 한 사회보장개혁은 되풀이되어 왔지만, 이제는 종래의 발상을 바꾸어야 할 시기에 왔다. 지금은 당면한 재정위기를 극복하는 것이 종합적인 개혁을 추진해가기 위한 선결과제이다.

〈표 3-6〉은 한·일의 의료정책의 발달과정에서 나타나는 사례들을 집대성해서 열거하고 있다. 여기서 각 국가들의 의료정책 태동에 관해서 시기를 보면 한국은 1945년부터 1998년 2월까지 약 53년간의 발자취를 더듬어 볼 수 있다.

일본에 관해서는 1870년 독일식 의료제도의 모방으로부터 1997년 건강보험법을 개정할 때까지 100년이 넘은 기간에 관해서 의료제도의 변천을 나열하고 있다.42)

---

42) 방대한 기간에 관해서 의료정책의 변천을 설명하기가 어렵기 때문에 한국과 일본에 관해서는 전국의료보험정책이 태동하기까지 중요 사건을 선정해서 그것을 본 연구 모델의 3단계에 적용시켰다. 〈표 2-3〉 참조.

### 〈표 3-6〉 의료보험정책의 형성과정에 관한 제 사례

<table>
<tr><td rowspan="2">국가<br><br>연대</td><td colspan="2">제 사례</td></tr>
<tr><td>한 국</td><td>일 본</td></tr>
<tr>
<td>

1945년 9월 위생과에서 1946년 보건<br>
후생국<br>
1955년 정부조직 통폐합(보건행정<br>
조직이 개편)<br>
「사단법인 부산 노동병원」이<br>
설립되어 병원중심으로 민<br>
간 부문에서 조직한 최초의<br>
의료보험 흔적.<br>
1960년 공무원 연금법, 군인연금법.<br>
1961년 생활보호법, 아동복지법.<br>
1962년 각 군 단위에 보건소가 설치.<br>
1963년 11월 산재 보험법, 12월 의<br>
료보험법제정.<br>
1965년 11월 전남나주, 호남비료 의<br>
료보험조합, 한국종합화학.<br>
1966년 3월 경북의 봉명광업의료보<br>
험조합인가<br>
1969년 10월 부산청십자.<br>
1970년 8월 강제가입을 골자로 의료<br>
보험법개정(제1차 개정), 동<br>
년사회복지사업법.<br>
1972년 8월 일부 종합병원의 응급환<br>
자 진료거부 사건.<br>
1973년 7월 대한석유공사의료보험조합,<br>
10월 옥구청십자,<br>
12월 국민복지연금법제정.

</td>
<td>

1870년 독일식의료제도 채택.<br>
1911년 공장법 제정.<br>
1922년 건강보험법 공포.<br>
1927년 건강보험법 전면적 실시.<br>
1932년 건강보험조합연합회 설립(임<br>
의단체).<br>
1935년 피보험자의 범위 확대(공장<br>
법과 광업법에 비적용 사업<br>
장의 근로자도 강제 피보험<br>
자), 1937년 모자보호법제정.<br>
1938년 국민건강보험 제정(농민까지<br>
확대)<br>
1939년 일반 봉급생활자를 위한 직<br>
장건강보험법과 선원건강보<br>
험법 제정. 동년 재단법인<br>
국민건강보험협회 설립.<br>
1941년 의료보호법.<br>
1942년 국민의료법.<br>
1943년 건강보험연합회 설립인가(공<br>
법인)(후생성 고시 제178호).<br>
1946년 전국민건강보험제도쇄신연맹<br>
설립(국민건강보험조합의 개<br>
혁운동), 10월 생활보호법이<br>
제정.<br>
1948년 사회보험진료보수지불기금법<br>
제정.국가공무원 공제조합법<br>
제정.<br>
1953년 사립학교교직원 공제조합법<br>
제정. 일용노동자건강보험법<br>
제정.

</td>
</tr>
</table>

| 국가 연대 | 제 사례 | |
| --- | --- | --- |
| | 한 국 | 일 본 |
| | 1974년 6월 춘성의료보험,<br>　　　7월 거제청십자,<br>　　　12월 백령적십자.<br>1975년 2월 영동의료보험,<br>　　　7월 증평메리놀의료보험.<br>1976년 홍천, 군위,<br>　　　옥구 의료보험시범 지역실시<br>　　　12월 말 의료보험법(제2차 개정).<br>1977년 500인 이상 고용 사업장<br>　　　의료보험 강제실시.<br>1979년 1월 공무원 및 사립학교 교<br>　　　직원, 300인 이상 고용 사업<br>　　　장 의료보험 강제적용.<br>1980년 12월 농어촌 보건의료를 위한<br>　　　특별조치법 제정.<br>1981년 1월에는 100인 이상 사업장.<br>1981년 노인복지법 공포.<br>1981년 4월 의료보험법을 개정하여,<br>　　　7월부터 홍천, 옥구, 군위.<br>1982년 7월에는 강화, 보은, 목포의 3개<br>　　　지역에 대하여 시범사업실시.<br>1982년 2월에는 5인 이상 사업장.<br>1986년 9월 전국민의료보험 실시 법<br>　　　안 통과, 12월 국민연금법제정.<br>1988년 1월 농어촌 지역 보험실시.<br>1989년 장애인복지법.<br>1989년 7월 전국민의료보험 실시.<br>1997년 12월 국민의료보험법 공포.<br>1998년 2월 의료보험통합 합의 | 1954년 국고부담 도입<br>1956년 공공기업체 직원 등 공제조합<br>　　　법 제정. 1958년 국보법 전면개<br>　　　정(전국민의료보험의　추이,<br>　　　피보험자 50% 급여).<br>1959년 재단법 인국민건강보험협회가<br>　　　사단법인 국민건강보험중앙회<br>　　　로 개편(전국민의료보험 실시<br>　　　에 대처).<br>1960년 정신박약자 복지법.<br>1961년 전국민의료보험 실시.<br>1962년 공제조합법 제정.<br>1963년 의료급여 기간 철폐,<br>　　　노인복지법제정.<br>1964년 모자복지법.<br>1968년 국민건강보험 70% 급여 완전<br>　　　실시.<br>1969년 약제 일부부담 폐지.<br>1972년 노인복지법개정.<br>1980년 의료보험법개정.<br>1986년 노인보건법개정.<br>1988년 국민건강보험법개정.<br>1990년 국민건강보험법개정.<br>1991년 노인보건법개정.<br>1992년 건강보험법개정.<br>1994년 개호에 관한 개혁추진.<br>1997년 건강보험법개정(보험료율　및<br>　　　본인부담금 인상) |

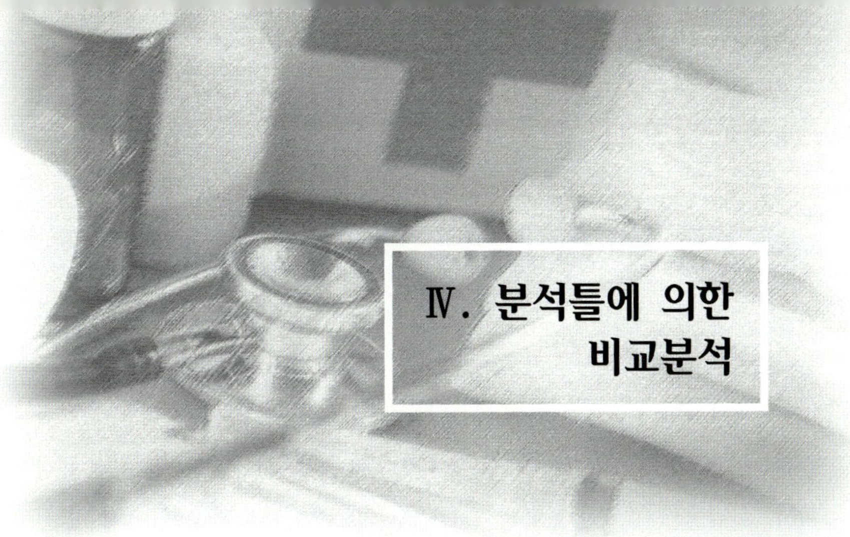


## 1. 비교분석을 통한 한·일 의료보험의 특성

의료복지 분야에서 국가들이 상이한 개입방식을 나타냈던 것은 국가가 의료 분야에서 역사적으로 다르게 형성된 국가능력에 따라 개입의 방식과 수준이 다르기 때문이다. 그러나 한국과 일본은 의료제도의 방식이 집단적 측면에서 볼 때 확산이론이 적용되어 유사점을 지니고 있고 또한 역사적으로 유교문화권이란 공통적인 문화를 형성하고 있다. 이러한 이유로 인해 한국과 일본은 의료보험제도의 결정과정에서도 유사점을 발견할 수 있다.

그리고 엘리트적인 요소와 다원주의요소의 특징을 구별할 수 있는 권력의 소재 및 배분상태, 정부의 역할, 집단의 수, 집단의 성격, 정책의제형성과정, 이념 등이 의료정책결정과정 단계, 즉 의료정책의 인식과 전개 단계, 의료정책의 정책화 단계, 의료정책의 확립단계에서 어떻게 작용하는지를 비교한다.

일반적으로 복지정책은 도입과 전개과정에서는 다원주의요소가, 확립단계에서는 엘리트적인 요소가 많이 작용하는 것으로 알려져 있다. 또한 복지정책은 다원주의가 일반적인 형태로 되었다. 그러나 한국과 일본은 엘리트적인 요소가 의료정책의 도입과 확립 시에 상대적으로 강하게 작용할 것이라는 가정하에 엘리트적 요소와 다원적 요소의 특징을 구별하는 4개의 항목에 관해서 과정별 한·일 간 비교분석을 할 것이다.

4개 항목은 분석틀에서 제시한 1) 정부의 역할 및 행정이념, 2) 집단의 수 및 성격, 3) 권력의 소재 및 배분상태, 4) 정책과정상의 특성이다. 이것을 의료보험제도의 발달, 즉 의료보험제도의 도입단계, 발전단계, 확립단계에서 어떻게 작용되는지를 비교할 것이다.

### 1) 의료보험제도의 도입단계 비교

### (1) 정부역할 및 행정이념

해방 이후 오늘에 이르기까지 우리나라 관료제는 그때그때 국가의 성격에 따라 유형변화를 경험했다. 대체로 1공화국에서부터 1960년대 초까지는 체제유지형 관료제의 모습이 두드러진 데 비해, 3·4공화국의 관료제는 발전적 관료제의 주요한 특징을 견지하고 있으나, 제6공화국의 출범을 전후하여 국가·사회 간의 관계변화의 여울 속에서 한국관료제는 대체로 전환기적 상황에 몰입한다.[43] 의료보험제도의 도입단계는 체제유지형 관료제 시대에 해당된다.

관료제의 전형적인 조직설계는 집권적, 위계적, 계선중심적 관료구조이며, 따라서 중앙과 지방 및 조직 내의 산하관계가 모두 지배와 명령관계로서 연쇄된다. 일반국민은 정책결정과 집행과정에서 철저하게 소외되기 마련이며, 따라서 행정관료제에 대한 민주적 통제나 환류도 극도로 제약된다. 5·16주체들이 집권 초기의 관념적 민족주의와 위선

---

43) 안병영, "한국관료제의 변천과 전망", 한국행정연구, 창간호, 1992, p.78.

적인 진보성으로 사회보장제도에 관심을 보였으나, 미국에 대한 경제적 예속과 국내경제의 파탄에 의해 개방체제로 급선회하면서 사회보장에 대한 관심이 소멸되었다. 결국 이러한 환경에 적응하지 못한 의료보험은 아무런 내용을 담지 못한 채 실질적인 폐기로 귀착될 수밖에 없었다. 이런 상황에서의 「의료보험법」은 미숙아에 비유될 수 있다. 직업안정법(1963년 2월 9일 제1272호), 의료보험법(1963년 12월 16일 제1623호), 산업재해보상법(1963년 2월 9일 제1272호) 등을 통하여 노동자의 복지를 위한 여러 가지 유인정책의 실시를 위한 입법을 강화하였다. 이런 의미에서 박정희 정권은 경제개발의 추진 초기인 1960년대에는 국가목표의 달성을 위하여 대중조직체인 노조의 활동을 제한하였으며, 다른 한편으로는 노동자의 복지를 위한 입법을 강화함으로써 억압과 유인의 양면을 동시에 사용하였다고 볼 수 있다. 정부는 사회보장제도에 관심을 지닌 보사부 산하 사회보장심의위원회 위원들이 외국의 예를 조사·연구함으로써 의료법 제정에 관심을 가지게 되었으며, 당시의 최고회의 위원들의 적극적인 의견반영에 의하여 이 법이 제정되었다고 볼 수 있다. 그래서 최초의 의료보험법안은 1963년 11월 29일 정부가 제출하여 당시 국가재건최고회의에서 심의·의결되고 그해 12월 16일 공포되었다. 동 법안의 프로그램적 정책목표는 의료균점, 질병의 불안으로부터의 보호, 국민생활 향상과 사회복지 등이 망라되어 있다. 그러나 제정된 의료보험제도는 당초의 목적대로 실시되지 않았다. 법률의 제정과정에서 강제적 성격의 의료보험제도가 임의적 성격으로 바뀌었다. 이러한 상황이 발생한 것은 제도의 실시를 뒷받침할 만한 경제적 자원의 부족이란 조건이 가장 큰 요인으로 작용하였다.

의료보험도입 당시의 행정이념은 해방 이후 우리 사회를 지배해 온

성장중심의 천민자본주의와 개발독재로 근로대중을 중심으로 한 시민들의 인간다운 삶의 권리는 철저하게 외면되어 왔으며, 자유민주주의 사회의 기본적 권리인 정치권, 자유권조차도 유보되었다. 이러한 시대의 체제유지형 관료제가 중시하는 행정이념은 합법성이다.

관료제의 행정과정에 있어서 법의 형식요건을 따지는 일이 항상 앞세워지며, 그런 의미에서 행정이란 다름 아닌 법의 집행으로 이해되었다. 정부 이념은 역사의 발전이나 사회변동에 대하여 뚜렷한 관점이 정립되지 못했다. 따라서 국가발전의 뚜렷한 목표나 전략이 형성되어 있지 못하며, 결과적으로 이렇다 할 발전주체도 없었다. 정치엘리트나 관료 엘리트도 스스로 발전의 주역으로 인식하지 못하였다. 권위주의적 정치지도자는 초월적 지배자로 군림하며, 관료제는 그 수족으로 맹종하였다. 유신체제의 이데올로기는 한국적 민주주의를 앞세웠지만 실제로는 유기체적 국가주의를 극한까지 밀고 나감으로써 이데올로기적 지배를 약화시켰고, 공권력이 가진 물리적 억압의 본질을 노골적으로 드러냈다.

일본 의료제도의 역사는 메이지시대까지 거슬러 올라간다. 1867년 메이지유신이 일어나고 일본역사에서 가장 찬란한 메이지시대(1863-1912)가 열린다. 이 시기에 산업화와 정치 및 사회제도가 형성된다. 또한 지도자들은 일본에 가장 적합한 제도를 서양의 여러 나라에서 열성적으로 탐구한다. 구체적으로 보면 영국의 해군과 해상무역, 프러시아의 군대조직, 미국의 상업방법 등이다. 1870년에 일본정부는 그 당시 유럽에서 가장 발달하였다고 인식되었던 독일식 의료제도를 채택하였다. 이는 세계 제2차대전 말까지 일본의 보건의료제도에 많은 영향을 미치게 되고, 제2차 세계대전 후 40년 동안 일본의 보건의료제도는 많은 변화를 겪어 왔다. 일본은 제1차 세계대전을 계기로 비약적인 경제성장을 하였으나, 전후 인플레에 따른 실질임금의 저하로 인한 노동쟁의 빈발과 전국에 걸친 쌀값파동 등으로 불안정한 사회상태가 계속되어 사회보험에 대한 문제도 조사연구 단계에서 시급히 그 실시를 필요로 하는 단계로 옮아가게 되었다. 1874년에 『恤救規則』[44]을 통하여 국가정책의 우선순위를 정해 가난한 사람을 도운 것이 오늘날 생활 보호법의 근원이 되었다.[45] 청일전쟁의 승리와 전후경제 부흥기를 맞이하여 근대공업의 발달이 급속하게 진행됨에 따라 노동문제가 대두되었다. 노동자의 생활안정과 나아가 자본주의의 원활한 발전을 도모하기 위하여 광업법(1905년), 일반 노동자에 대한 기본법으로서 공장법(1911년)이 제정되었으며, 사회보험에 관한 조사연구가 정부에 의하여 추진되었다. 이러한 환경에서 1920년 농상무성 공무국에 신설된 노동과에서 입안한 「건강보험법 요강」이 노동보험조사회의 심의를 거쳐 1922년 제국의회에 제출되어 수정 없이 의회를 통과, 동년 4월 22일 공포되었으나 이를 전면적으로 실시하게 된 것은 1927년 1월 1일부터였다. 동법의 제정목적은 당시 정부의 제안사유에 따르면 노동자의 생활상의 불안요인을 제거하고 노동능률의 향상과 노사 협조에 의해 국가산업의 건전한 발달을 도모하는 것이었으며 그런 의미에서 독일형 사회입법의 성격을 갖고 있다고 할 수 있다.

일본은 제2차대전의 패배로 인해 천황은 상징적인 존재로 격하되었고, 침략적인 전쟁의 포기를 선언하였다. 반대로 의회는 국가권력의 최고 핵심이며 유일한 법 제정 기구로 격상되었다. 기존의 사회보장제도가 전쟁에서의 패배로 인하여 붕괴 직전으로 치달아 의약품과 위생재

---

44) 휼구규칙의 1932년 구호법이 시행되기까지 근 반세기 이상 계속하여 온 일본의 중심적 구빈법의 기능을 하였다.
45) 신섭중 외, 『세계의 사회보장』, 유풍출판사, 1994, p.414.

료가 크게 부족하고 의료비의 급등으로 인하여 진료보수의 단가를 인상하고 재원확보를 위하여 보험수가를 개정할 수밖에 없는 상황에 처하였다. 의료보험의 도입당시 제2차대전의 패전이라는 어려운 환경에 직면하게 된 일본은 막 전개되기 시작한 각종 사회보험제도가 붕괴 직전의 위험에 빠져 있었다. 이러한 사회보험제도를 빠른 시일 내에 복구하는 것이 행정이념이었다. 1952년까지 외국군대에 의하여 점령되었는데, 미국의 강력한 지원 아래 민주적인 사회개혁이 이루어졌다.

### (2) 집단의 수 및 성격

1962년 의료보험을 검토할 당시부터 1976년 의료보험법의 개정까지는 관리기구의 통합보다는 주로 의료보험의 임의적용과 당연적용에 관한 논란이 있었다. 1963년 의료보험법에서는 임의적용으로 결정되었고 1976년 법개정 시에 당연적용방식으로 개정되었다. 그러나 이때 대한의학협회와 경제기획원은 조합방식이 운영 부실을 초래해서 재정적자 등의 어려운 사태가 올지도 모른다는 우려에서 국가관장의 의료보험법을 만들어야 한다는 의견을 제시하기도 했다.[46] 1980년 주무부처인 보건사회부가 조합별로 분산되어 있는 직장의료보험과 공무원사립학교 교직원 의료보험의 관리체계를 통합일원화시키려는 계획을 발표함으로써 시작되었다. 이러한 논쟁은 1981년 9월 정기국회가 개원되면서 국회로 넘어가 대다수 여·야 국회의원이 통합에 찬성하였으나 행정부 측과 의원 간 극한 대립으로 국회가 공전되는 결과를 초래하였다. 이처럼 국회가 공전되자 의원들이 대통령의 동의를 얻기 위해 청

---

46) 김재관, "의료보험에 관한 통합주의와 조합주의 논쟁", 성균관대학교 박사학위논문, 1992, p.56.

와대를 방문하였으나, 이 자리에서 비서실의 일원화 무용론에 압도되어 대통령의 동의를 얻지 못하고 현행제도를 그대로 보존하고 행정적 개선만을 고려하기로 했다.[47]

1962년 당시 상병인은 전체 국민의 30.2%로[48] 추산되었으며, 이들의 절반 정도가 의료비의 부족으로 인하여 적절한 치료를 받지 못하던 실정이었다. 따라서 의료보험에 대한 사회적 수요는 컸다고 볼 수 있다. 그러나 당시는 사회집단의 활동이 미진하던 시기로서 의료보험에 대한 사회집단의 압력과 요구는 거의 없었다.

한국의 노동운동은 그 태동기부터 정치적인 성격을 지녀왔던 것이 사실이다. 선진국 자본주의의 역사와는 다른 자본주의 발전의 길을 걸어왔다. 즉 종속적 자본주의 발전을 해 온 것이고 여기에 따른 특수성이 있었다. 저임금 장시간 노동, 높은 산업재해에 의존하는 자본축적을 해 온 것이다. 이러한 자본주의적 토대의 특수성에 민주운동의 성장이 억압되어 한국정치와 국가는 억압성과 반민주성을 특징으로 하였다.

1950년대 한국사회의 변화는 미군정 통치하에 일제의 식민지배에 협력하였던 친일관료, 식민경찰, 일제군인 등 반민족 인사들은 미군정청에 다시 고용하였다. 정부 수립 이후 최대의 시대적 과제였던 친일파 청산은 좌절되었다. 그 당시의 핵심적 지배정치의 이데올로기는 반공주의였다. 이승만 정권은 반공주의를 정치탄압과 정권유지를 위한 수단으로 사용함으로써 스스로가 내세운 이데올로기인 자유민주주의를 가식으로 만들어 버렸다.

---

47) 청와대 비서실에 의해서 보사부 내의 통합론자에 대한 퇴출이 시작되어 통합론자인 보사부 이두호, 차흥봉, 오근식 등 간부들이 강제로 추출되었다.

48) 김순양, 전게서, p.15.

일본제국주의 침략에 의해 자주적인 근대화가 좌절되었고 가혹한 착취와 정치·경제·사회의 모든 분야에서 기본적 인권을 누릴 수 없었다. 이러한 탄압기에 노동자 계급이 형성되고 노동운동이 시작된 것이다. 일제가 물러간 후에는 남북분단과 5·16군사혁명 이후 군사문화시대를 겪으면서 노동운동 내지 노동조합운동은 막대한 탄압을 받게 되고 노동자들의 기본적인 권리조차 봉쇄당했던 것이다.

60, 70년대는 한국 자본주의 역사에서 대단히 중요한 의미를 지니며, 일종의 산업혁명기이다. 1970년에 청계피복시장에서 여성의류산업노동자의 문제를 제기하며 전태일이 분신한 것과 60년대 후반과 70년대 초반에 부실기업문제가 대두된 것은 이 시기의 변화를 상징적으로 잘 표현하고 있다. 한국자본주의의 급속한 발전으로 노동자계급이 중요한 세력으로 등장하여 1970년에는 농민 비율이 48.1%인 반면에 노동자비율이 34.4%에 이르렀다. 이에 노동문제가 본격적으로 대두되었다.

일본의 경우 국민건강보험은 1942년 제도의 발전과 정착을 위하여 조합설립의 강화와 조합원 가입 의무의 강화, 보험의 강제 지정 등을 주로 하는 개정이 이루어져 이를 계기로 전국민보험 운동이 전개되었으며, 그 결과 사회보험은 눈부신 발전을 이룩하여 1945년 당시 조합 수는 10349개, 피보험자 수는 4075만 명에 달하게 되었다. 일부 노동자를 위한 건강보험법으로 발족한 일본의 의료보험은 전시라는 특수한 환경에서도 전국민보험 체제가 차츰 확립되어 연금제도의 정비와 더불어 전후 사회보장제도로서의 발전기반을 구축하게 되었다.

패전 이후 생활의 위기가 심각해지고 노동운동, 대중운동이 활발해지자 미국 연합군 총사령부는 격화되는 계급투쟁과 사회불안을 두려워하여 생활보호법을 제정하였다. 이 생활보호법은 치안대책의 중요한 지주로 만들어진 것이다.

일본에서의 이익집단은 다른 아시아 국가에 비하여 민주정치과정이 발전되었기 때문에 정부에 대하여 강력한 영향력을 행사할 뿐만 아니라, 특히 다른 국가에 비하여 정경유착 현상이 심화된 특징을 나타내고 있다. 서구의 경우와 달리 이익중심이기보다는 일본의 정치문화에 의거한 목적이익을 우선시하였다. 그런데 일본의 의사협회는 의사에게 지불되는 보수가 낮고, 진료량이 과중하며 완전한 치료가 불가능하다는 이유로 의료보험 실시에 관해서 반대 입장을 표시하였다.

일본은 한국보다 근대화가 일찍 달성됨으로써 이익의 분화가 다양화되고 확대됨에 따라 이익집단에 의한 이익표출 활동은 상당히 오랜 역사를 지니고 있으며, 이의 활동도 활성화되어 있다. 일본에서 가장 대표적인 노조는 일본 노동조합총평의회이다. 이는 일본에서 가장 강력한 정치단체로서 사민당에 대하여 강력한 지지를 보내고 심지어 선거자금의 제공을 통하여 막대한 영향력을 행사하였다.

주로 민간사회복지노동자를 결집한 일본 사회사업조합도 1953년 5월에 탄생했으며 사회보장의 통일운동에 참가함과 동시에 종사자의 대우개선, 사회복지사업의 민주화와 조직의 확대에 착수했다. 직능단체에도 새로운 움직임이 있어 1953년 11월 일본의료사회사업협회가 결성되어 의료사회사업이 전문직으로서의 확립, 법적 지위의 확보에 관한 활동이 전개되었다.

### (3) 권력소재 및 배분상태

현대 정치에 있어 가장 중요한 정치적 조직체로 등장한 정당은 국민과 국가 간 매개적인 역할, 정치과정에 참여하기 위해서 후보자를 내세우며 국민 또는 각종 집단의 이익을 조직화하여 정책결정자에게 전달시키는 기능 등 현대정치의 생명선이라고 불릴 만큼 다양한 기능을 수행하고 있다.[49] 이러한 중요한 기능을 함에도 불구하고 한국의 정당은 의회 내에서 많은 영향력을 행사하는 집권정당이 여·야당 간의 원활한 정책대결을 통해서 국민의 지지를 바탕으로 집권당으로 자리매김했던 것이 아니라 특정 세력의 이익을 위한 도구로 주조된 경향이 깊었기에 역대 한국의 집권당은 입법과정에 국민의 의사를 효율적으로 반영시키는 기능을 원활히 수행하지 못했다. 따라서 이러한 파벌적 성격의 정당과 정당 내 전근대적인 파벌양상이 이합집산을 거듭하는 국가에서는 건전한 정당정치가 정착하기가 어렵게 되는 것이다. 이러한 관점에서 볼 때 한국정치는 표면상 정당을 중심으로 진행되어 왔으나 실제로는 파벌정치가 정당정치를 대신하였다고 볼 수 있다.

한국의 중앙집권적 관료제도는 이미 14세기 말의 조선왕국에서부터 시작된다. 일본에 의한 식민통치 기간 동안에 국가제도는 더욱 확대, 강화되었다. 따라서 행정관료제도는 물론 경찰, 군대 등 비대한 국가기구를 구비했고 또한 국가의 권력이 군대나 당에 집중되어 있어 국가에 의한 계획경제수행의 기반이 이미 마련되어 있었다. 군정과 6·25 전쟁은 국가기구의 확대를 초래하였으며, 이어서 5·16 군사 쿠데타와 군부세력의 집권 그리고 기술관료들의 등용 등으로 국가기구는 더욱 강화되었다. 비대한 국가기구에 비해 시민사회는 성숙되지 못한 상태이다. 그래서 사회보장정책에 있어서 행위자로서의 국가의 역할도 경제개발정책의 경우와 대동소이하였다.

한국의 사회보장 및 관련 제도들은 1960년대 이후 국가가 시민사회에 새로이 만들어 놓은 제도로서 보는 것이 타당하다. 시민사회가 주

---

49) Sigmund Neumann(ed), *Modern Political Parties*, *Chicago*: The University of Chicago Press, 1957, p.1.

도하지 못하고 국가가 주도하게 되는 이유, 즉 이익단체들에 대한 국가의 통제요인으로서 첫째, 남북분단과 반공이데올로기 둘째, 대외 의존적 경제구조 등을 들 수 있다. 국가의 조합주의적 통제는 한편으로 노동조합 활동에 대한 억압으로, 다른 한편으로는 노동자집단의 대표이자 대화 상대자로서의 노총(1946년)의 대표성을 인정함을 의미한다. 1960년대의 노총은 사회보장정책 결정과정상에서 철저히 소외되어 있었다. 1970년대 노총은 이에 점차 관심을 보이기 시작하였다. 그리고 노동자를 대표하여 그들의 이해관계를 국가정책에 반영시키려고 노력하였다. 이익집단들로서 대한의학협회, 대한약사회 등을 꼽을 수 있는데 이들은 의료보험법의 개정 및 실시범위의 확대과정에서 국가정책에 영향을 미친다.

1970년대는 1960년대에 비하여 국가와 집권세력에 대한 사회의 비판과 회의적 태도가 확산되었다. 의협은 의료활동의 자유원칙, 의료보험의 조직과 운영에 있어서 의사들을 참여시킬 것 등을 골자로 하는 요구사항을 제시하고 이것을 정책주체인 정부가 받아들이도록 하였다. 기타, 노동조합 등 의료보험의 수혜자 수준에서는 1970년대 중반까지 조직화되거나 뚜렷한 이익표출 활동이 없었다. 1976년의 개정 의료보험제도의 협상과정에 있어서 전경련은 국가의 대화 상대자로 부상하였다. 전문가 집단인 의사집단(대한의학협회)도 국가의 정책에 영향력을 미쳤다. 그러나 전경련, 의협 등의 활동은 국가와 대등한 행위자라기보다는 국가가 제시한 정책안에 이해관계를 반영시키는 수준의 역할에 제한되어 있다.

의료문제의 인식과 규정단계에서 한국은 5·16 전후에 있었던 사회보장 수립을 위한 기초작업으로서 사회보장에 대한 전문가들의 문제인지, 연구분위기 조성 및 연구기구의 설립을 위한 태동기라고 할 수 있다. 이러한 배경이 나오게 된 것은 최고회의 소속 전문위원들이 최고회의 당국자들에 대하여 조직적이고 끈질긴 설득작전을 폈기 때문이다. 군사혁명 직전에 폐기되었던 '사회보장제도심의위원회 규정안'이 다시 되살아나 1962년 3월 20일 각령 제469호로 제정되고 그해 7월 28일 국가재건최고회의장은 내각수반에 대하여 '사회보장제도 확립'이라는 지시각서를 하달하였다. 1963년에 의료보험법이 국회에 통과한다.

일본은 1938년에 국민건강보험법이 제정·공포되었는데, 그 정치·경제적 배경에는 만주사변으로부터 비롯된 대륙침략전쟁이 드디어 중국 전역으로 확산하는 가운데 군부독재의 '파시즘' 정치로서의 이행과 그에 따른 건병건민정책의 일환으로 볼 수 있다. 태평양전쟁 중에 보건소법(1937년), 국민체력법(1940년), 국민의료법(1942년) 등을 제정하여 의료기관계 종사자와 의료기관을 국가의 통제하에 둠으로써 전쟁수행에 대비하고자 한 것이다. 이 당시의 일본은 행정관료, 천왕이 곧 입법이었다.

일본의 경우, 엘리트 지배론의 또 하나의 측면은 보수당과 재계의 배후에 있으면서 이들 양자를 후방에서 지원하는 관료와의 관계이다. 여기서 관료라 불리는 것은 소위 고급 관료라고 통칭된 일군의 집단을 가리킴은 두말할 나위도 없다. 일본에서는 이러한 의미의 관료가 자민당의 실력자가 되는 최단 코스를 밟아왔던 것이다. 그 시발이 1949년 중의원 선거에서 나타났다.

### (4) 정책과정상의 접근성

1963년에 처음 의료보험법을 제정할 때, 일본의 건강보험 조합방식을 모방하였고 1976년 의료보험법의 전면 개정 시에도 일본의 방식을 그대로 모방하였다. 일본제도를 모방하면서 조합방식을 큰 무리 없이 수용한 것이다. 박정희 최고회의 의장의 내각에 지시각서를 시달하였는데, 이는 의료보험의 법제화에 결정적인 역할을 수행하였다. 그러나 제정과정에서 보사부 일반관료, 의료기관, 국민, 근로자, 사업주의 참여는 거의 없었다. 이후 의료보험법은 63년 12월 16일 법률 제1623호로 공포됨으로써 법제화를 완료하게 된다. 이 법제화는 강제성을 결여한 채 임의 형태로 시행된 의료보험은 시행과정에서 사업주와 근로자의 연대의식 결여, 정부의 집행의지 결여, 지원자금 부족 등의 요인이 복합적으로 작용하여 60년대 말까지 겨우 3개의 시범사업만 실시되었을 뿐 사실상 실패하고 말았다. 동 의료보험법은 사업주, 피용자는 물론 의사, 의료기관 등이 직접적인 이해당사자임에도 불구하고 1963년 의료보험법 제정과정에 있어 이를 이익집단들은 특별한 의견의 제시도 없었고, 또한 큰 관심도 보이지 않았다.

1963년의 의료보험법은 제3공화국이 들어서면서 대국민 선심용, 즉 박정희 정권의 정통성 부재로 인한 대응이라는 의미와 당시 산업화의 가속화로 인한 노동력 재생산의 유지, 증진의 필요성을 토대로 제정되었다. 그러나 빠트릴 수 없는 중요한 배경은 민중들의 요구라는 측면이다. 민중들은 당시의 보건의료 현실에서 의미 있는 국민의료보험법을 요구하고 있었던 것이다. 당시 공공부문은 몇 가지의 전염성 질환을 관리하는 것 이외에는 보건의료 내에서 중요한 부분이 아니었고 그 나머지 공급의 대부분은 민간부문에서 담당하고 있었으며 민간부문 또한 비정상적으로 전문화가 심화되어 있었다. 이것은 당시의 민중의 경제상황으로는 감당하기 힘든 것이었다. 이러한 보건의료 현실에서 민중들은 당연히 공공부문의 확대를 요구하고 있었다. 특히 산업화의 진전과 더불어 노동자가 양적·질적으로 성장하면서 이들 노동력의 유지, 재생산을 위한 보건의료의 필요는 자본의 입장에서도 요구되고 있었던 것이다. 또한 1960년대부터 시작된 가족계획 사업과 모자보건 관리는 경제발전을 위한 자본주의적 가족형태로의 재편이라는 의미와 인구조절이라는 의미로 진행되었다. 70년대에는 노동운동에서 자연발생적 집단적 투쟁과 민주노조운동이 싹트기 시작했다. 현대조선소 노동자 투쟁(1974년), 사우디 현대건설노동자들의 투쟁(1978년) 등이 자연발생적 투쟁의 예이며, 원풍모방, 동일방직 YH무역 등 민주노조 투쟁은 큰 방향을 불러일으켰다. 또 1970년대 농민운동도 오랫동안의 공백기를 딛고 다시금 태동하기 시작하여 1972년 가톨릭 농민회가 결성되어 관료적 부정부패와 투쟁을 전개하였다.

일본의 경우 당시의 정책결정은 정부·의회·정당이 연합군 총사령부下에 놓여 있었다. 그래서 정책결정을 할 때 정부·의회·정당의 영향력이 낮아지게 된 반면에 상대적으로 관료의 담당역할은 커지게 되었던 시기였다. 미국으로부터 사회보장제도조사단이 와서 1947년 7월에 미국사회보장제도 조사단보고서가 공개되어 정부는 이것을 기초로 하여 1948년 12월에 사회보장제도심의회를 설치했다. 그리고 심의회는 1950년 10월 사회보장의 분야를 사회보험, 국가부조, 공중위생 및 의료와 사회복지로 했으며 일본에 있어 사회보장제도의 방향을 분명히 하였다. 1950년 한국전쟁이 발발된 전후부터 일본산업은 겨우 전후의 혼란을 탈피하고 보험재정도 그 위기가 일시적으로나마 완화되었기 때문에 1953년 건강보험과 선원보험법을 개정하여 적용범위의 확대와 급여개선을 포함하는 실질적인 개정이 이루어졌다. 안정되었던 보험제정은 1954년에 다시 적자가 되면서 진료보수의 지불이 지연되기에 이르렀다. 건강보험의 적자문제는 정치, 사회문제로까지 발전하여 정부는 긴급대책요강을 입안하여 부당청구, 부정수진의 배제, 보험료 수입률의 향상 등 수지양면에 행정조치를 강구하였다. 한편, 보험재정의 근본적인 재건을 도모하고자 1957년에 제도를 개정하였다. 이 제도 개정과 경제상황의 호전으로 전국민의료보험화 계획이 대두되었다.

## (5) 소결론

일반적으로 복지정책은 도입단계에서 이익집단의 활동에 의해 다원주의적인 특성이 나타난다. 그런데 한국과 일본의 경우, 의료보험 도입단계에서 국가엘리트요소가 현저하게 나타났다. 특히 한국의 경우 국가최고회의에서 임의적용형태로 통과된 의료보험법은 사회보장의 장기계획에 의해 마련된 것도 아니고 충분한 사회·경제적 여건에 바탕을 둔 진실한 요구에 의하여 마련된 것도 아닌 단순히 사회정의를 실현하기 위해 만든 사회보장제도의 형식에 그친 것이라고 할 수 있다. 이는 당시(1963년) 최고회의 의장의 결정에 의해 의료보험을 도입한 것이다. 정부는 사회보장제도에 관심을 보인 보사부 산하 사회보장심의위원회 위원들이 외국의 예를 조사·연구함으로써 의료법 제정에 관심을 가지게 되었으며, 당시의 최고회의 위원들의 적극적인 의견반영에 의하여 이 법이 제정되었다고 볼 수 있다. 그래서 최초의 의료보험법안은 1963년 11월 29일 정부가 제출하여 당시 국가재건최고회의에서 심의·의결되고 그해 12월 16일 공포되었다. 그럼에도 불구하고 의료보험과 같은 개인의료의 제공에 유의하기보다는 경제개발에 투자를 보다 많이 하여 생활하부구조를 개선하고 보건부문에서는 공중보건사업에 보다 많은 투자를 도입하는 것이 타당하다는 이유로 의료보험제도의 발전은 정책의 우선순위에서 밀려났다. 전경련과 노동계, 의료계 등 당시 사회집단은 의료보험의 실시를 요구하지 않았다. 전경련은 의료보험에 대해 지대한 관심을 갖고 의료보험에 대한 연구사업을 추진하였으나 의료보험 실시를 요구하지 않았다. 또한 노동자 집단은 의료보험의 실시로 인해 가장 큰 혜택을 누릴 입장에 있었지만 구체적인 증거는 없었다. 당시 임금 인상과 근로조건 개선 개악된 노동법규의 개정이 노동계의 주요현안이었다.

그런데 1972년 10월 유신을 단행한 박정희 정권의 정통성 문제에 대한 비판을 호도하기 위하여 국민들에게 복지제도로서 의료보험제도를 제시하였다는 시각이 있다. 1976년 연두기자회견에서 4차 5개년 계획은 사회개발에 중점을 두고 의료보험제도의 실시를 공식적으로 천명하게 되어 의료보험제도가 실시되었다.

일본의 의료보험제도의 역사는 메이지시대까지 거슬러 올라간다. 이 시기(1870년)에 유럽에서 가장 발달하였다고 인식되었던 독일식 의료제도를 채택하였다. 1920년 농상무성 공무국에 신설된 노동과에서 입안한 '건강보험법 요강'이 노동보험조사회의 심의를 거쳐 1922년 국회에 제출되어 수정 없이 의회를 통과하여 동년 4월 22일 공포되어 이를 전면적으로 실시하게 된 것은 1927년 1월 1일부터였다. 이 법률의 제정목적은 노동자의 생활상의 불안요인을 제거하고 노동능률의 향상과 노사 협조에 의해 국가산업의 건전한 발달을 도모하고자 하였다. 1934년에는 국민보건보험제도 요강안을 발표하였는데 일본의사회로부터 개업의의 경영을 압박한다는 이유로 강한 반대에 부딪히게 되었다. 그러나 후생성은 1930년의 대공황으로 인한 생활고와 의료비 부담이 컸던 농어촌 자영자들의 부채를 덜어줄 목적으로 1938년 국민건강 보험법을 도입하였다. 1939년에는 임금노동자를 대상으로 하는 건강보험에 대해 일반봉급 생활자를 위한 직원보험법이 제정되었다. 한편, 국민건강보험은 1942년 제도의 발전과 정착을 위해 조합설립의 강화와 조합원 가입의무의 강화, 보험의의 강제지정 등을 골자로 하는 개정이 이루어져 이를 계기로 전국민의료보험 운동이 전개되었다. 일본의 경우 정부의 힘과 의회의 적극적인 지원하에 의료보험이 도입되었다. 일본의 이익집단은 1878년에 설비된 동경상법회의소가 이익집단의 효시였으나 현재와 같은 성격의 이익집단이라고 볼 수 없고 정부정책을 발전시키고 확산시키는 역할을 담당하였다. 또한 1946년에 설립된 전국적이고 종합적인 경제단체인 경제단체연합회가 만들어졌다.

앞서 언급한 상황으로 볼 때 한국은 지위나 명성을 중요시 여기는 전통적 엘리트이론이 설득력을 지닌다. 당시의 상황이 군사혁명으로 대중들에게 명분을 얻기 위해서 의료보험이라는 제도를 국민에게 내놓았다. 반면에 일본의 경우는 국가의 역할을 중요시하는 군주적 엘리트이론으로 설명이 가능하다. 한·일 양국은 집단의 수 및 성격 면에서 한정된 이익집단으로 인하여 단결력이 강하고 동질적이다. 그리고 권력의 소재 및 배분상태에서도 정부 부문의 힘이 비정부 부문의 힘보다 강하게 나타났으며 한정된 제도적 지위의 실체설에 바탕을 두고 있다. 또한 정책과정상의 접근성은 폐쇄적이고 비민주적인 방법으로 의제를 채택하였다. 위의 네 개의 구성요소의 의료보험제도 도입단계에서 한·일의 이론적 배경은 〈표 4-1〉과 같다.

<표 4 -1> 의료보험제도의 도입단계 한·일 비교

| 구성요소 \ 국가 | 한 국 | 일 본 |
|---|---|---|
| 1. 정부역할 및 행정 이념 | 최고회의 의장의 각서가 내각 수반에 전달되어 의료보험의 도입이 결정되었다. 체제유지형 관료제의 속성상 국가의 정통성 확보를 위해서 합법성이 가치로서 등장하였다. 고전적 엘리트의 성격이 강하다. | 정부의 의료보험도입 법안과 의회에 적극적인 협력하에 의료보험이 도입된다. 제2차대전의 패전으로 제도의 빠른 시일 내의 재건이란 구호로 능률성이 가치로서 등장하였다. 군주적 엘리트의 성격이 강하다. |
| 2. 집단의 수 및 성격 | 대한의학협회, 병원협회, 약사회 등이 의료보험 도입에 반대할 만큼 적극적인 활동을 하지 못하여 결국은 찬성하는 꼴이 되었다. | 이익집단 수는 적지만 그중에서 일본의사협회는 도입단계에서 의료보험 도입을 격렬하게 반대하였다. 혼란 속에서도 1945년 12월에는 노동조합법의 공포와 더불어 노동운동과 민주화운동이 일제히 시작되어 의사협회도 자신의 이익을 위해서 싸웠다. |
| 3. 권력소재 및 배분상태 | 정부 행위자 집단이 비정부 행위자집단보다 정책에 주도적 역할을 하였다. | 정부 행위자 집단이 비정부 행위자 집단보다 정책에 주도적 역할을 하였다. |
| 4. 정책과정상의 접근성 | 정책의제는 내부에서 결정되는 비민주적 방법이 사용되었다. | 정책의제는 폐쇄적이고 일부의 의견이 수용되지 못하였다. |

## 2) 의료보험제도의 발전단계 비교

### (1) 정부역할 및 행정이념

의료보험제도의 발전단계는 현대적 의미의 의료보장제도를 본격적으로 실시한 때로서 한국 의료보험 제도변천사에 중요한 의미를 지니는 시기이다. 1970년 8월에는 근로자, 공무원, 군인 등의 조직근로자에 대하여 의료보험가입의 강제적용을 골자로 하는 제1차 의료보험법을 개정하였으나 국고확보의 어려움, 기타 여건의 미성숙으로 일부만 강제적용 되었다. 1977년 7월 1일을 기하여 강제적 성격의 의료보호제도를 실시하는 한편, 같은 해 저소득계층의 국민에 대하여는 공공부조방식의 의료보호제도를 실시하였다. 이 시기의 의료보험은 피용근로자를 중심으로 그 적용범위가 확대되었다. 강제적 성격의 의료보험제도의 도입이 가능했던 것은 무엇보다 경제의 고도성장과 발맞추어 당시의 정부는 정통성의 결여로 정치적 부담을 안고 있을 때, 정치·사회적 조건은 의료보험 정책을 추진하지 않을 수 없는 압력요인으로 작용하였고, 경제적 조건은 그 정책을 실천에 옮길 수 있는 가용자원의 여건을 마련해 준 것이다.

3·4공화국시대에 해당하는 60년대 70년대의 이른바 '개발연대'의 한국관료제는 전형적인 발전주의 관료제라고 명명할 수 있다. 발전의 논리는 불균형적이었으며, 물량위주의 가치 생산적 성격을 강하게 띠고 있다. 이들은 우선 총량적 경제성장에 주력하는 나머지 분배나 사회적 형평문제에는 관심을 돌리지 못하고, 기껏 고속성장이 가져다줄 적하효과(積荷效果)(trickle down effect)에 기대를 모았다. 군 엘리트와 민간관료의 연립으로 구성되는 발전관료제는 전자의 추진력과 후

자의 전문기술주의라는 쌍두마차에 비유될 수 있었다. 1964년부터 1986년까지를 살펴보면 군 출신 장관은 제3공화국의 경우 42.6%, 제4공화국은 31.8% 그리고 제5공화국은 24.6%에 달했다. 발전주의 관료제의 주요한 특색은 민간출신 관료, 특히 경제 분야의 기술관료주의였다. 특히 3·4공화국의 경우 의회와 정당, 이익집단 및 언론이 형혜화(形惠化)되고 지방자치가 실시되지 않는 상황에서 정책결정을 위시한 전 정책결정은 자연 행정권에 의해 주도될 수밖에 없었다. 대체로 정책창안 및 그 결정은 대통령 및 대통령비서실 그리고 관계 행정부처의 기술관료들 간의 협조에 의해 이루어졌다.

행정부 내에서 의료보험제도의 형태와 내용을 결정하는 관련 주 부처는 보건복지부, 재정경제원, 청와대 등이다. 의료보험제도 형태결정에 있어서 이들의 대응 논리는 그동안 '수익자부담원칙'과 '성장 우선'의 독점자본 논리 그리고 국가부담의 최소화로 일관된다. 특히 의료보험제도 결정과정에서 국가권력은 의료보험 형태와 내용에 국가권력과 독점자본의 이해를 직접적으로 반영하고 그 관리 운영기구를 자신의 권력재생산에 활용한다. 이렇게 제도화된 국가권력과 독점자본의 이해관계는 6·29선언 이후 1987년 12월 대통령선거 당시 노태우 후보의 '의보통합실시'라는 선거공약에도 불구하고, 5공 정권과 보사부관료 및 연합회간부가 자신들의 정치적·경제적 기득권을 온존시키기 위해서 현행 의보제도의 형태로서 농어촌 의보 실시 계획을 추진하게끔 강제한다.

1976년 공공부문은 총 의료비 지출의 20%를 차지하였고, 사 부문은 80%를 차지하였다〈표 4-2〉. 이는 국민의료보험이 시행되기 직전까지 한국의 의료체계에서 국가와 기업의 역할이 얼마나 미미하였는지, 반면 개인들이 얼마나 절대적인 비중의 책임을 지고 있었는지를 보여준다. 이러한 결과는 사회기반력의 약화로 정부가 의료에 직접적인 관여대신에 간접적인 관여를 하게 되는 동기를 마련해 주었다. 사회기반력의 강화는 역사성에 근거를 두고 있기 때문에 하루아침에 정당성 획득 등을 위하여 정치적으로 아무리 필요하더라도 즉각적으로 증가시키기 힘들다는 것이다. 만일 국가 지도자가 그런 시도를 한다면, 정상적인 상황에서는 되지 못하고 혁명과 전쟁과 같은 예외적인 상황에서만 가능할 것이다.

**〈표 4-2〉 의료분야에서 공공부문과 민간의료부문(1977년)**

| 구 분 | 민간부문 | 공공부문 |
|---|---|---|
| 총 의료시술에서의 비중 | 약 80% | 약20% |
| 고용된 의료인원의 수 | 11,344명(74%) | 3,837명(25%) |
| 의료시설의 수 | 9,725 | 1,599 |
| 병상의 수 | 39,371 | 14,152 |

출처: 보건사회연감. 1978.

　　의료보험제도의 발전단계의 행정이념으로서 1977년 의료보험 실시의 가장 중요한 원인은 당시 남북대화가 진행되면서 북한에 비해 상대적으로 열악한 상태에 있는 남한의 의료보장제도가 문제로 부각되었기 때문이다. 당시 남북대화에 관여하고 있던 안기부 고위직 간부가 대통령에게 보고하면서 의료보험 실시를 건의하였고 이것이 받아들여져 당시 의료보험의 실시에 별 반응을 보이지 않았던 보사부장관에게 대통령으로부터 의료보험 실시 지시가 내려온 것으로 주장한다.[50] 이러한 주장의 논리가 어느 정도 합리성을 가진다. 서로의 체제에 비해 상대적으로 우월하다는 것을 복지로 통해 과시하고 일반 국민의 욕구를 해소

---

50) 김연명. 전게서. p.108.

112

하여 국민들의 지지를 획득하고자 하였다.

발전주의 관료제는 속성상 기술적 합리성 내지 도구적 합리성에 크게 집착하였다. 따라서 전문성에 입각한 기술적 문제해결에 전념하며, GNP의 성장률, 수출고 등 현실성이 큰 물량적 지표를 정부업적 평가의 측정기준으로 중시한다. 그러므로 사회 내의 다양한 욕구와 이해관계의 조정이나 통합과 같은 정치적 합리성은 외면되는 일련의 박탈당한 부분들과 그와 연관된 지표들, 예컨대 불평등 구조의 심화 등에 대해서는 별로 정책적 관심을 표명하지 않는다. 발전주의 관료제가 중시하는 행정이념은 효과성과 능률성이다. 립세트(S. M. Lipset)는 정치체제의 안정성 확보를 위한 근본으로 정통성(legitimacy)의 중요성을 언급하고 있다.[51] 정통성의 위기가 도래할 경우, 정치체계나 정부권위에 대한 국민의 거부성향으로 나타난다. 그래서 국가는 정통성의 확보를 위해서 국가는 국민에게 공공서비스(의료)를 고양시킬 수 있는 국민들의 정치과정 참여를 유도한다. 과거에는 정치로부터 소외되었던 국민이 정치참여로 말미암아 다수를 획득하는 정치의 중심세력으로 등장한다. 민주사회에서의 민주정치는 주권재민의 정치며, 여론을 기반으로 하는 정치라고 할 수 있다. 또한 모스카(Mosca)도 지적했듯이[52] 국민의사에 의한 지배 정당성의 근거를 대표·다수결·의회의 입법·법의 지배를 제도화한 대의 민주제에 의하여 실현시키게 되었다고 보고 있다.

1976년의 개정 의료보험제도의 형성과정에 있어서 전경련은 국가의 대화상대자로 부상하였다. 전문가의 집단인 의사집단(대한의학협회)도

---

51) Seymour M. Lipet, The Political Man: The Social Bases of Politics, New York: Doubleday, 1970, p.64.
52) Gaetano Mosca, The Ruling Class, New York: McGraw-Hill, 1969, p.97.

국가의 정책에 영향력을 미쳤다. 그러나 전경련, 의협 등의 활동은 국가와 대등한 행위자라기보다는 국가가 제시한 정책안에 이해관계를 반영시키는 수준의 역할에 제한되어 있다.

1973년 국민연금제도 실시와 1976년에 새 의료법의 제정으로 1977년에 부분적으로 의료보험이 실시되었다. 1976년 대통령의 연두순시 때 의료보험에 대한 보고가 있었으나 대통령은 아무 언급이 없었다. 그 후 의료보험법의 제정지시가 내려졌다. 그런데 이 당시 여러 사회집단이나 단체가 있었는데, 유독 의사단체의 압력활동만이 부각된 것은 균형되고 경쟁적인 사회발전을 위해서는 불만스러운 일이었다. 의료보험의 운영은 의사, 기업주 그리고 근로자 세 당사자들의 혼연일체로 이루어지는 제도일진대 의사들의 압력행위가 있었다면 당연히 사업단체나 노동조합에서도 대등한 압력활동이 있었어야 했던 것이다. 우리나라는 사회성장의 측면에서 볼 때 각종 이익집단의 자율활동이 미약한 현상은 우리사회의 큰 약점이 아닐 수 없다.

일본은 1945－54년까지 경제부흥기로 관료제의 상대적 득세이다. 관료(제)는 정치가, 벌, 군대라는 정치경제주체가 미 점령군에 의해 약체화된 가운데도 살아남은 유일한 세력이었다. 그 위에 경제부흥과 고도성장을 준비하기 위해 관주도형 국가체제가 만들어졌다. 이런 체제하에서는 관료제의 힘이 압도적일 수밖에 없었다. 관료제는 국민경제에 적극적으로 개입함으로써 민간부문에 대한 관료의 힘을 계속 강화시켜 나갔다. 일본은 1955년 이후 고도성장이 본궤도에 접어들게 되었다. 정치는 보수진영을 중심으로 자민당의 깃발 아래 하나로 결집하게 되었다. 그러나 이 시기에 관료제는 점령군의 비호에서 벗어났음에도 불구하고 관주도의 경제최우선정책의 강력한 추진과 집권당과 이익단체들을 관료제의 틀 안에 끌어들이는 등의 요인으로 인해 더욱 그 영향력을 신장시킬 수 있었다. 관료제의 이익단체에 대한 영향력은 거의 절대적이었다.

일본 정부는 1957년 1월 예산 편성지침에 전국민의료보험의 조기달성을 목적으로 하는 국민건강보험의 확대를 결정함과 동시에 같은 해 4월 후생성에 사무차관을 본부장으로 하는 전국민의료보험 추진본부를 설치하고 1957년부터 전국민건강보험 4개년 계획에 착수하였다. 정부는 전국민의료보험의 기반확립을 위해 1958년 3월, 시·정·촌에서 의료보험을 관리 운영토록 하고 동일상병의 요양급여 기간을 3년으로 연장하며, 보험의료기관의 이중지정제와 요양급여에 대한 보조제도를 국고부담(20%)으로 개정하고 이와 별도로 재정조정교부금(5%)을 신설하는 등을 주요 내용으로 하는 신국민건강보험법안을 제출하였다. 그러나 법안은 의료보험의 확대실시를 위한 기초적인 조건은 정비하지 않고 다만 양적 확대만을 강제하는 것은 커다란 문제를 야기할 수 있다고 하는 일본 의사회의 반대에 부딪히는 등 난항을 거듭하다 의료보험 지정방식을 신고방식으로 고치는 등의 몇 가지 수정을 거쳐 1959년 1월 1일부터 시행하게 되었다. 이 계획은 시·정·촌(기초자치단체), 도·도·부·현(광역자치단체) 등 관계단체의 노력과 정부의 강력한 추진에 따라 순조롭게 진행되어 1961년 4월 마침내 전국민의료보험이 실현되었다.

일본은 이 기간 동안 공중위생의 관계 법률이 거의 갖추어지게 되고 1958년에 국민건강보험을 전면 개정한다. 1959년에 전국민국민연금법이 탄생한다. 이러한 것이 탄생된 배경은 1958년 6월 선거에 자민·사회 양당의 선거공약, 사회보장심의 회의 답신과 공표 및 국민연금위원회의 보고서 등에 있다.

일본은 1950년 한국전쟁이 발발된 전후부터 일본 산업은 겨우 전후의 혼란을 탈피하고 보험재정도 그 위기가 일시적으로나마 완화되었기 때문에 1953년 건강보험과 선원보험법을 개정하여 적용범위의 확

대와 급여개선을 포함하는 실질적인 개정이 이루어졌다. 많은 수혜자
가 혜택을 받을 수 있는 정책을 도입한 것이다.

### (2) 집단의 수 및 성격

의료보험법 개정에 가장 민감한 반응을 보인 단체는 대한의학협회
였다. 의협은 1976년 박정희 대통령이 연두기자회견에서 의보의 확대
실시를 제시하자, 의협의 이익을 도모하기 위한 본격적인 로비활동을
개시하였다.[53] 의협이 제시한 이와 같은 대안 및 관철을 위한 여러
가지 압력활동은 우리나라에서 사회보장제도의 정책결정과정에서 이
익집단의 압력 행위로는 처음 있는 일이다. 또한 의협은 동법의 개정
에 있어 "의협건의 100% 반영"이라는 만족할 만한 성과를 거두었다
고 자랑할 정도로 의협의 영향력은 컸던 것이다.[54]

전경련에게는 의보보험법에 관해 관심이 많았다. 그 이유는 기업경
영상의 문제와 직결되기 때문이다. 전경련의 의견은 의료법 개정 시에
상당히 반영되었으며, 후에 대기업 중심의 운영체제를 지니게 되는 동
기를 마련하여 주었다.[55]

---

53) 의협은 기관지인 「의보신문」을 통하여 이익표출을 위한 홍보활동, 국회
  보사위원들과의 간담회 개최, 보사부장관과 면담을 통해 의협이 당면한
  5개항에 걸친 의견을 제시하였다. ① 특수의약품에 대하여는 필히 국민
  보건상 자유판매규제의 제도화가 필요하다. ② 의보법 개정안에 피보험
  자, 보험자 및 공익대표자로 구성하여 의보심의위원회 구성에서 공익대
  표자에 의사회대표의 참여를 명문으로 규정한다. ③ 요양취급기관 지정
  에 있어 지역의사회가 지정에 참여할 수 있도록 제도화한다. ④ 단일의
  사법을 제정한다. ⑤ 3중 면허세의 해결 등이다. 「의보신문」, 제963호
  (1976. 7. 12) 참조.
54) 「의학신문」, 제982호, 1976. 9. 16.
55) 주로 기업부담금의 손비처리, 조합내부 인사에 대한 간여 배제, 사무비·

의료보험법이 정부의 案과 같이 개정되면 의료보험수혜자의 58%를 노동자가 차지하고 있음에도 불구하고, 1976년 법의 개정에 있어 노총의 이익표출활동은 극히 미미하였으며, 따라서 노총의 의견은 거의 반영되지 않았다고 볼 수 있다.

부차적 재분배영역에 속하고 있는 의료보험법 개정과정에 있어서 비록 이 법의 실시가 당시의 집권자인 박 대통령 자신이나 정책관료에 의하여 이루어진 것은 사실이지만, 구체적인 입법과정에 있어서는 전경련, 의협과 같은 영향력이 있는 이익집단의 의견은 충분히 반영되었다고 볼 수 있다. 반면 노총과 같은 이익집단의 의견은 거의 무시되었을 뿐만 아니라 입법과정에서 완전히 배제된 실정임을 알 수 있다. 노총은 이에 대한 전문적인 지식도 가지지 못하였고, 또한 의견의 반영을 위한 적극적인 활동도 전개하지 못하였다.

정책결정과정에 민중이 참여하고 그들의 요구를 투입할 수 있는 통로는 사실상 봉쇄되었으며, 이러한 경향은 사회신분의 견고화로 상·하 계급 간의 신분의식의 간격이 확대됨에 따라 더욱 편협한 일부 지배층의 의사만이 정책결정과정에 반영되어, 대중의 의사와 요구는 점차 소멸되어 간다.

전경련은 정부의 지원이나 강요에 의하여 이익집단이 설립되어 정부에서 추진하고 있는 국가목표의 수행을 위하여 국가에 의한 동원화의 수단이 되고 있는 단체로 종속적 협력형에 속한다고 볼 수 있고, 한국노총은 정부의 권유 또는 지원에 의하여 설립되었거나, 또는 특별법에 의하여 설립된 법정단체이면서도, 실체의 활동에 있어서는 정부의 정책과 자주 충돌하기 때문에 갈등적인 상황이 지속되어 종속적 갈등형에 해당한다. 자율적 협력형에 해당하는 이익단체로서 대한의학

---

시설비에 대한 국고보조 등을 주장하여 대부분 반영되었다.

협회, 대한약사회 등이 있는데, 이것들은 단체의 설립에 있어서는 임의적으로 설립되었거나, 또는 법에 의하여 설립된 단체더라도 정부의 지원이나 강요가 거의 없이 성장된 단체를 의미하고 있다. 단체가 지닌 여러 가지 지원, 즉 재정, 리더십 등에 있어서 자율성이 상당한 수준으로 보장된 단체를 말한다. 때로는 정부에 협조적인 경우도 있고, 대립과 갈등의 정도를 나타내기도 하나 빈도수가 비교적 적다.

1968년 2월 공화당 오원선 의원 외 40명의 의원발의로 제안된 의료보험법 개정안은 1968년 7월 21일 국회 보사부에서 개정법률안 제안설명과 예비심사를 위한 소위원회가 구성되었으며, 이후 상당 기간의 논의를 거쳐서 1969년 4월 17일 수정법률안이 보사위를 통과하였다. 그러나 이후 초미의 관심사였던 3선 개헌 파동 등으로 논의가 중단되다가 1970년 7월 16일에야 법사위와 본회의에 회부되어 통과되었으며, 1970년 8월 7일 법률 제2228호로 공포되었다. 이러한 개정논의가 진행되는 과정에서 의학협회, 병원협회, 약사회 등의 이익단체의 경우는 여전히 적극적인 활동이 없었다. 노총의 경우는 노동관계법 개정 등 근로조건 개선에 관심이 컸을 뿐 근로복지 문제에는 아직 관심이 부족했으며, 전경련 등의 경제단체 역시 당시로서는 독점규제법과 세제개선 문제에 관심이 집중되어 있었다. 이익집단에 의한 이익표출활동의 부재현상은 의료보험의 경우도 예외는 아니었다. 현재 한국은 사회보장의 한 형태로 의료보험이 실시되고 있으나, 정책화 단계까지 이 제도의 실시는 박정희 대통령의 정책의지, 사회 · 경제적 환경변화에 따른 결과이지, 결코 노총과 같은 이익단체 이익표출활동의 결과라고는 볼 수 없다. 1976년도 의료보험법의 개정은 경제기획원과 같은 정부기관의 주도하에 실시되었으나, 1963년의 의보법 제정 시와는 다르게 관련 이익집단의 이익표출활동이 노총을 제외하고, 대한의학협회, 전경련 등은 활발하게 전개되었다.

　한국에 대하여 정치적·지리적으로 인접국인 일본의 이익집단은 한국의 이익집단형성에 있어서 많은 영향을 미치고 있다. 일본이 한국과 역사적·문화적·경제적으로 불가분의 관계를 지니고 있는 데 큰 이유가 있겠지만, 일본의 이익집단구조는 생성배경, 특히 활동구조에 있어서 한국이 이를 답습한 경향이 있기 때문에 한국의 이익집단연구에 있어서 중요한 하나의 관점을 제시하고 있다. 세계대전 후에 일본의 노동조합은 점령군인 미국당국에 의하여 발전하기 시작하였다.[56] 미국의 노동법인 「와그너」법을 모범으로 하여 제정된 일본의 노동조합법이 1945년 제정되었으며, 그해 말에 조 509개의 조합에 38만 명의 조합원을 거느리고 있었다. 일본의사회는 1947년 결성되었는데, 의료인의 이익표출은 말할 필요도 없으며, 때로는 의원후보자를 지명하거나 지지함으로써 강력한 정치활동을 전개하고 있다.[57] 일본에서의 이익집단은 다른 아시아 국가에 비하여 민주정치과정이 발전되었기 때문에 정부에 대하여 강력한 영향력을 행사할 뿐만 아니라, 특히 다른 국가에 비하여 정경유착현상이 심화된 특징을 나타내고 있다.

　일본의 경우 1948년 7월에는 미국사회보장제도조1사단의 보고서인 「사회보장제도에 대한 권고」가 정부에 제출되었으며 그 권고 내용에는 현행 사회보장제도를 정리 통합하는 내용이었다.[58] 이 권고에 근거하여 1948년 12월에는 내각에 사회보장제도 심의회가 설치되어 1949년 5월부터 활동을 시작하였다. 이 심의회가 50년 정부에 제출한

---

56) 일본노조에 관하여는 Robert E. Ward, Japanese Political System, Englewood Cliffs, N. j.: Prentice-Hall, 1967: 현대일본연구회(편), 「일본정치론」(서울: 박영사, 1981, pp.147-149.)
57) 일본의사회의 활동은 특히 산하에 일본의사정치연맹을 통하여 이루어지고 있다. 黑川貢三良(外), 「現代政治過程論」(東京: 北樹出版, 1983, pp.94-96.)
58) 주요국의 의료보장, 공무원 및 사립학교 교직원 의료보험관리 공단, 조사자료-17, pp.28-30.

「사회보장제도에 관한 권고[59]」는 일본 사회보장제도의 역사상 특기할 만한 권고의 하나로 기록되고 있다. 동 심의회는 1951년 10월 사회보장 행정의 일원화와 의료보장제도, 특히 국민건강보험의 강제실시와 재정지원 등을 골자로 하는 「사회보장제도 촉진에 관한 권고」도 하였다. 일본정부는 사회보험제도 조사회의 답신을 기초로 하여 1947년 노동자 재해보상 보험(4월)과 실업보험(12월)을 제정하였다.

1953년에는 「일용노동자 건강보험법」이 제정되었는데 일용근로자에 대한 의료보험 적용에 대해서는 그 필요성이 일찍부터 절실하였으나 보험기술적인 측면에서 적용에 어려움이 많았지만 정부의 주도하에 실시되었다.

## (3) 권력소재 및 배분상태

1970년대에 들어서면서 고도성장에 따른 부작용이 발생하고 소득재분배에 따른 사회문제 등이 발생하면서부터 사회보장에 대한 관심이 증대되었다. 이에 1970년 8월 7일 법률 제2228호로 의보의 확대실시 등을 골자로 동법이 개정되었으나 적용상의 문제, 국고부담의 과중 때문에 실시되지 못하다가, 1976년 12월 22일 법률 제2942호로 개정되어 총 8장 80조로 구성된 동법은 1977년 7월 1일부터 실시되었다.

1976년경 의보법의 확대실시를 위한 정치적·경제적·사회적 여건 자체도 성숙되었을 뿐만 아니라 동법의 개정에 의하여 이해 당사자인 각종 이익집단이 보인 관심도 과거와는 달랐다. 이와 같은 환경조건의

---

59) 사회보장은 사회보험을 중심으로 하고 공적 부조로 이를 보충하며 또한 공중위생과 사회복지를 함께 추진함으로써 사회보장제도의 궁극적인 목표를 달성하는 것이라는 내용이다.

변화와 함께 동년 6월 16일 박정희 대통령은 저소득층에 대한 의료혜택을 약속하고, 6월 19일에는 제4차 5개년 경제계획을 확정하여 발표하면서 의료혜택에 대한 강조를 하였으며, 주무부처인 보사부도 「국민연금제도」가 실시되지 못함으로써 야기된 국민의 불만을 의료보험 실시를 통하여 해소하고자 하였다.[60] 동법의 개정은 경제기획원과 같은 정부기관의 주도하에 실시되었다.

정치제도는 인간의 제도 중에서 가장 체계적으로 조직된 제도 중의 하나이다. 여러 개인으로 구성된 사회 내의 다양한 구성요소, 각자 추구하는 바의 이질성과 집단의 공동목표 등이 상충(trade off)되어 있는 사회에서는 각자의 요구를 통합하고 충돌되는 요구를 조정할 제도적 장치가 필요하다. 이것이 정치제도이다. 개발도상국가를 보통 전통성과 근대성이 함께 상존(尚存)하는 프리즘적 사회라고 리그스가 언급하고 있다. 이는 과도기적인 특성을 지니고 있다는 것이다. 환언하면 정책을 추진하는 지배집단과 일반국민들 간에 상당한 격차가 형성되어 정치체계가 권위주의적 속성을 지닐 소지가 많다. 한국의 60년대 70년대의 정치환경이 이에 해당한다.

행정부 수반이며 집권당 당수인 대통령의 막대한 권한 아래서 집권여당 의원들은 당내 지위가 미약하여 입법활동에서 의원들이 의회와 자신들 간 일체화된 의식을 갖지 못함으로써 의원이 가져야 할 목표 지향성이 결여된다. 그래서 의원들은 의회 내의 입법활동에 있어서도 자신을 지지한 국민의 제 요구를 정책에 반영시키기 위한 노력보다는 국회의원 후보자 공천을 법률로 정하고 있는 현행 선거법 아래서 자

---

60) 국민연금제도는 1973년 12월 24일 법률 제2655호로 공포되었으나, 1989년부터 실시될 예정이었다. 그러나 1999년 4월 1일로 전 국민 연금시대를 맞이하였다.

신의 오랜 정치생활을 위해서는 당의 공천을 받아야 하기에 입법활동에서 일률적인 정당의 지시를 따른다든가 또는 의회 내에서 자기정당과 다른 안을 접했을 경우 무조건 반대라는 극한 자세를 가진다. 따라서 입법과정에 진정한 민의 반영을 위해 본질적인 타협이나 협의를 통해 보다 적합한 것이 무엇인가를 모색하는 합리적인 해결 방식을 택하기보다는 분열적 모순으로 나아가는 집권당이 원내 다수의석을 기반으로 국회를 파행적으로 운영해 온 결과 우리의 의회정치는 악순환을 되풀이하고 있다.

일본정부는 1957년 '전국민의료보험 4개년 계획'을 수립하고 이를 추진하였다. 전국민의료보험달성에 문제가 되는 것은 5인 미만 영세기업 종업원의 문제와 국보의 강제설립문제이다. 전자에 관하여는 경영자단체, 국보중앙회 등은 급여수준이 낮은 국민건강보험 편입을 주장하였고, 노동조합, 의사회 등은 건강보험편입을 주장하였으나 결국 전자가 채택되었다. 후자에 관하여는 1958년 ① 시·정·촌의 국보실시 의무화 ② 피용자 의료보험과 동일한 급부실시 ③ 급여비(20%) 및 사무비(100%)의 국고부담 등을 골자로 하는 '신국민건강보험법'이 통과된 후 1961년에 전국민의료보험이 실현된다.

## (4) 정책과정상의 접근성

60년대 70년대의 의료정책의 결정과정은 철저히 관료주도적 형태를 따랐는데, 정책결정이론을 빌려 좀 더 구체적으로 말하자면 정책의제 형성은 콥, 엘다(Cobb and Elder)의 이른바 내부접근형을 취하였다.

의료전문가는 의료보험제도의 발달과 관련하여 독점자본 및 국가권력의 입장과 기층민중의 입장 사이의 다양한 중간적, 이중적 위치를 점유한다. 즉 의료자본을 중심으로 한 '부르주아적' 분파는 독점자본 및 국가권력입장에서 자신의 이해와 '전문주의적' 위치를 확고히 하려고 노력한다. 반면 신중 간 계층의 하층을 중심으로 한 '민중주의적' 분파는 기층민중의 입장에서 의료제도의 확립을 추구하고 독점자본 및 국가권력의 반민중적 의료정책에 대항하는 성격을 지닌다. 더욱이 전경련은 1977년 의보법 시행 시 전국의료보험협의회(초대회장 전경련부회장)를 설립하고, 자신의 이해관계 반영을 조직화했는데, 이 조직이 그 이후 의료보험조합연합회로 명칭을 바꾸면서 법적 조직으로 된다. 독점자본은 이러한 의보체계의 조직적 틀을 이용하여 밀접한 '정경유착'관계를 보여준다.

이 시기의 특징으로 1977년 500인 이상의 직장의료보험 실시였다. 이것은 1970년대 초부터 고조되기 시작한 민중들이 생존권 투쟁과 민주화 투쟁에 대한 무마의 의미가 있고, 또한 한국경제가 중화학공업, 기술 집약적 산업으로 이행하는 시기에서 대기업 중심의 숙련된 기술인력, 사무직 노동자와 국가 공무원들의 건강유지가 지배집단의 이익을 위해서도 중요해졌기 때문이다. 이와 같은 흐름은 1989년 전국민의료보험이 실시됨으로써 완결된다.

의료보험제도의 전면개정 실시라는 정책단안도 이 시기의 굵직한 주요정책이 대개 그러하였듯이 최고 정책결정권자인 대통령의 결심으로 이루어졌다는 사실이다. 물론 제도의 개편과정에서 노총, 경제인연합회 그리고 의사협회 등 이익집단의 참여가 없었던 바는 아니지만 이러한 참여는 정책동기의 정책화 과정이나 정책내용의 형성과정에 그다지 중요한 영향을 미치지 못하였다.

일본은 전 국민에 대하여 의료보험을 적용해야 한다는 주장이 이미 1950년 「사회보장제도에 관한 권고」에서 제창되었고 그 후 1956년 7월 후생성에 설치된 의료보장위원회는 같은 해 8월 중간보고를 통해 전국민 의료보험의 실현을 위해 국민건강보험을 중심으로 하는 질병보험의 확대를 강조하였다. 또 동년 11월 사회보장제도심의회는 「의료보장제도에 관한 권고」 중에서 전국민의료보험체제 확립의 필요성을 역설하였다.[61]

### (5) 소결론

우리나라의 여건상 의료보험을 강제가입으로 제도화하기에는 어려워서 시행령을 개정하지도 못한 채 1977년까지 그 실시를 보류하고 있었다. 그런데 결정적인 계기가 된 것은 남북대화가 진행되면서 북한에 대해 상대적으로 열악한 상태에 있는 남한의료보험제도가 문제로 부각되었기 때문이다. 남한의 의료보험문제를 신랄하게 비판한 북한의 선전물을 대통령에게 보고하면서 의료보험 실시를 건의하였고 이것이 받아들여져 대통령으로부터 의료보험 실시 지시가 내려온 것이라고 주장한다.(김연명, 1989) 그 밖에 대한의학협회의 관여에 상당한 비중을 두고 있다.(손준규, 1981) 의협은 국회 보사위원들과의 연석 간담회를 개최하거나 보사부장관과 만나면서 현재 진행 중인 법안 내용에 자신들에게 불이익이 돌아올 조항이 들어가지 않도록 정책방향을 탐색하면서 은근히 압력을 가했다고 한다. 1977년 7월부터 500인 이상의 사업장과 공단사업의 근로자를 대상으로 강제적용의료보험을 실시하고 1979년 1월에는 공무원 및 사립학교 교직원, 7월에는 300인 이상의 사업장에 대하여 적용을 확대하였으며 1981년 1월부터는 100인 이상 사업장까지 확대하였다. 그리고 전 국민 의료보험시대를 대비해서 홍천, 옥구, 군위, 강화,

---

61) ① 연차계획에 의한 국민건강보험의 강제실시, ② 5인 미만 사업장을 대상으로 하는 제2종 건강보험 창설, ③ 급여율을 70%까지 인상하는 내용이다.

보은 목포 등에서 시범사업을 실시하였다. 시범 지역 내 의약분업의 시행과정에서 보사부, 의협, 약사회의 3자가 참여하는 의약협업추진위원회가 구성되어 공동으로 현지시찰을 하고 1982년 12월 21일에는 단계적인 의약분업의 실시에 합의하는 진전이 있었다. 그러나 1983년 들어서면서 시행방식을 둘러싸고 심한 갈등이 재현되어 실현되지 못하였다.

일본은 제2차대전 후 기존의 사회보장제도가 전쟁에서 패배로 인하여 붕괴 직전으로 치달았다. 일본의 노동조합은 점령군인 미국당국에 의하여 발전하기 시작하였다.(R. E Ward, 1967) 미국의 노동법인 「와그너」법을 모법으로 제정된 노동조합법은 일본의사회가 1947년에 결성되었는데 의료인의 이익표출뿐만 아니라 의원입후보자를 지명하거나 지지함으로써 강력한 정치활동을 전개하였다.(黑川貢三良 외, 1983) 특히 의사회 활동은 산하에 일본의 의사정치연맹을 통하여 이루어지고 있다. 1948년 7월에는 미국 사회보장제도조사단의 보고서인 「사회보장제도에 대한 권고」가 정부에 제출되었으며 그 권고 내용은 현행 사회보장제도를 정리 통합하는 내용이었다.(주요국의 의료보장, 1997)

1953년에는 건강보험법의 적용으로부터 제외되었던 일일노동자로 하여금 의료보험의 피보험자로 한다는 목적으로 일일 노동자 건강법이 기존의 건강보험법을 개정하지 않고 개별의 입법으로 제정되었다. 그해 사립학교 교직원에게도 국립학교의 교직원과 같은 공제제도를 적용하기 위한 사립학교 교직원 공제조합법이 제정되었다. 1954년에는 市·町·村 직원공제조합법의 제정을 보았는데 그 후 지방 공무원 공제조합법이 성립됨에 따라 여기에 흡수되었다.(荒木誠之, 1974) 이후 건강보험의 중심과제는 의료비 문제와 재정대책으로 집약되는데 1954년부터 1955년에 걸친 건강보험재정의 악화로 많은 어려움에 봉착한다. 정부는 1956년 보험진료에 대한 감독권의 강화와 일부 부담금의 인상을 포함한 건강보험법 개정안을 의회에 제출하였고 의사회와 노동조합은 개정안에 대한 공동투쟁을 전개하였다.

위의 의료보험의 발전단계에서 한국과 일본은 국가엘리트론이 적용되었다. 즉 국가의 역할이 현저하게 나타나는 단계이다. 그러나 한국에서는 특이하게 관료적 권위주의[62](bureaucratic-authoritarianism)으로 설명할 수 있다. 이것은 군부체제가 관료적 기술주의와 억압적 배제정책을 통치의 수단으로 채택했다. 관료적 기술주의는 성장정책의 효율적인 추진을 위한 것이고, 억압적 배제정책은 정당성의 결핍에 기인하는 민중부문의 저항과 기존의 과두세력 내지 구정치인의 도전을 봉쇄하기 위한 것이었다. 특히 군부는 경제문제에 대한 전문지식과 관리능력에 한계가 있기 때문에 필연적으로 기술관료와의 제휴를 모색하게 된다.(김호진, 1997)

한국과 일본은 의료보험의 도입단계보다는 발전단계에서 전체적으로 국가엘리트적인 요소가 쇠퇴하고 있다. 즉 이익집단 수의 증가,[63] 비정부 부문의 힘의 증가, 정책과정상의 접근성에서 국민들의 힘의 증가로 정책결정에 접근하는 빈도가 증가하지만, 그래도 투명하지 못하며 국가의 역할은 도입단계보다도 소극적이었다. 위의 네 개의 구성요소의 의료보험제도 발전단계에서 한·일의 이론적 비교분석 결과를 요약하면 〈표4-3〉과 같다.

---

62) 관료주의와 권위주의의 합성어로서 앱터(David Apter)가 규정한 관료체제의 개념과 린츠(Juan Linz)가 규정한 권위주의 체제의 개념을 포괄하는 개념이다. 한국에서 관료적 권위주의 이론이 한국사회에 적용하기에는 부적합한 것으로 주장하는 학자도 있다.(조형제, 1987)
63) 한국의 이익집단의 현황은 1974년에는 경제(234), 의료(15), 노동(1)에서 1984년도에는 경제(298), 의료(29), 노동(17, 산별노조인정)으로 증가하였다.(김영래, 1987) 일본도 경제단체, 의사회, 유족회, 농협, 주부연맹 등 각종 이익집단이 형성되었다.

### 〈표 4- 3〉 의료보험제도의 발전단계 한·일 비교

| 구성요소 \ 국가 | 한 국 | 일 본 |
|---|---|---|
| 1. 정부역할 및 행정이념 | 보건사회부 사회보장심의 위원회와 경제기획원이 작성한 의료보험 강제조항이 국회에 통과된다. 소수전문가의 역할뿐만 아니라 대통령의 의지가 합쳐진 결과이다. 경제개발을 우선시하는 능률의 사고를 지닌 B－A체제의 등장으로 능률성이 행정이념으로 되었던 시기다. | 정부의 강력한 추진에 전국민의료보험 추진본부설치로 전국민 의료보험 4개년 계획실시. 내각의 사회보장심의회가 중심적인 역할을 하였다. 그리고 어느 정도 발전의 이익을 공평하게 나누는 시기다. |
| 2. 집단의 수 및 성격 | 노동단체는 물론 대한의사협회, 약사, 전경련 등의 전문가 단체의 조직화된 요구가 증가한다. 1982년 12월 21일에는 단계적인 의약분업의 실시에 관하여 합의를 이끌어 냈으나 1983년 들어서면서 또다시 시행방식을 둘러싸고 심한 갈등이 재현되었다. 이러한 분쟁으로 조직의 응집력을 증가시키는 결과를 초래하였다. | 의사협회가 강력한 정치 활동 재개하고 이익집단의 수가 증가한다. |
| 3. 권력소재 및 배분상태 | 비정부 부문의 참여가 의료보험의 도입단계보다 현격하게 증가하였다. 제4차 5개년 계획을 준비하면서 그동안의 경제성장의 결실에 대한 분배문제가 대두되어 정부는 불가피하게 의료복지정책을 채택하게 된다. | 비정부 부문의 참여가 정부 부문의 참여와 비슷하지만 영향력 관계에서는 떨어진다. |
| 4. 정책과정상의 접근성 | 여전히 정책결정 과정은 내부 주도적이고 비민주적이다. | 정책결정과정은 내부적이고 폐쇄적이다. |

## 3) 의료보험제도의 확립단계 비교

### (1) 정부역할 및 행정이념

1981년 4월 그동안 사업장의 근로자 위주의 보험적용에 농·어민, 자영자 등 지역주민에게 의료보험을 실시하기 위한 제4차 법개정을 단행하여 정부는 지역의료보험사업을 실시하게 되었다. 제5차[64] (1981년 12월 31일), 제6차[65] (1984년, 12월 31일) 개정을 통하여 수혜자 및 급여의 범위를 확대시켰다. 1986년에 정부가 전국민의료보장계획 법안을 통과시켜, 1988년 농어촌 지역 의료보험의 실시, 1989년 도시 지역 의료보험의 실시를 방침으로 정한 것이다.

1987년 6·29선언 이후 계속 상승하는 민주화의 큰 물결은 끝내 제6공화국을 출범시켰고, 정치 및 사회세력관계에도 많은 변화를 야기했다. 새 헌법체계하에서 의회는 그 권한과 독립성을 크게 강화하였고, 사회의 민주화와 더불어 정당, 이익집단 및 언론이 활성화되었다. 아직은 미약한 수준이나 진보적 이념 정당이 태동하고, 조직화된 노동이익의 분출이 두드러지며, 민중 지향적 언론이 출현하는가 하면, 시민운동이 활발히 전개되는 등 정치과정의 민주화와 다원화가 두드러졌다. 민주·복지관료제의 등장이다. 이는 기존의 발전주의의 물결 속에서 뒷전으로 밀렸던 사회보장, 주택, 보건, 교육 및 노동문제 등 광범

---

64) 국내에 거주하는 외국인 또는 대통령령이 정하는 국내사업장에 근무하는 외국인도 의료보험의 혜택을 받을 수 있도록 한 것이다.
65) 피보험자의 배우자가 무남독녀일 때 장인·장모를 피부양자로 인정하는 법의 개정을 단행하였고, 또한 요양급여 기간을 종래의 동일 상병에 대해 180일에서 상병에 구분 없이 연간 180일로 함으로써 급여범위를 대폭 확대하였다.

위한 사회복지 분야에 대한 쇄신적인 정책변화가 모색되는 정부의 역할을 요구한다.

행정이념으로서 복지를 서명할 때, 복지의 개혁에는 머리가 필요한 때도 있을 뿐만 아니라 가슴이 필요할 때도 있다. 이러한 혁신에 맞는 정부형태는 민주·복지관료제인데, 즉 민주·복지관료제의 중심적인 행정 이념은 민주성과 사회적 형평성이다. 민주성은 조직 내·외의 폭넓은 참여, 특히 시민 및 고객참여를 강조하며, 형평은 사회정의에 입각한 공정한 재분배를 추구한다. 따라서 민주·복지관료제의 일차적인 관심은 사회·경제적으로 열세한 '뒤진 자'들에게 쏠리며, 바로 이러한 점에서 기득 이익구조에 유리하게 작용하는 발전주의 관료제와는 크게 차이가 난다. 사회보장의 권리가 기본이 되는 사회권은 현대사회의 구성원으로서의 권리, 즉 시민권이다. 일반적으로 시민권은 재산권, 참정권, 사회권으로 구성된다. 이 중에서 사회권은 시민에게 주어지는 경제·사회적 권리로서 국가로부터 최저생활을 보장받을 수 있는 권리를 의미한다. 마샬(T. H. Marshall)은 서구 사회에 있어서 시민권의 확립 경로를 진화론적으로 설명하고 있는데, 18세기의 재산권 확립, 19세기의 참정권 확립 그리고 사회권은 20세기에 들어 서구 사회에서 확립된 개념으로 보고 있다. 그래서 마샬의 입장에서 미국의 의료측면을 살펴보면 아직 사회권에 도달하지 못한 상태이다. 1980년대 후반에 복지사회의 필요조건이라고 볼 수 있는 정치민주화가 어느 정도 진전됨에 따라서 인간다운 생존을 유지하기 위한 권리인 사회권(복지권)에의 욕구가 전면으로 부각되는 계기가 마련되었다.

사회발전적 안목에서 볼 때, 발전의 주체는 다원화되지 않으면 안된다. 그렇기 위해서는 우선 관 주도형에서 탈피하지 않으면 안 된다. 이제 정부는 민간경제에 대해 지나친 규제와 개입을 피하고, 필요한 부문에 대한 관여만 하되, 그것도 가능하면 간접유도의 방법을 구사하여야 할 것이다. 이러한 관점에서 복지국가화 과정에서 국가가 국민복지의 모든 책임을 짊어지는 것은 그리 현명한 편이 못 된다. 이른바 복지다원주의에 대한 새로운 인식이 요구된다. 공공행정의 주요 관심사는 검증된 지식체계의 축적 및 정교화에 있는 것이 아니라, 사회개량에 있다는 것이다. 대부분의 선진국들의 경우를 보면 의료비의 급격한 상승에도 불구하고 사망률 및 그 밖의 보건문제들은 더디게 개선되어 왔다고 볼 수 있다. 의료기술은 급격히 진보한 반면 사회계층 간 의료서비스의 이용 및 건강수준의 불평등은 계속되고 있으며, 이로 인해 미국을 비롯한 서구제국에서는 현행의료제도에 대한 근본적인 개혁을 시도하고 있다.

일본은 전후의 혼란기를 거쳐 자본주의 재편성의 형식으로 일단 안정을 되찾게 되었다. 뒤이어 1955년에 발표된 경제자립 5개년 계획을 계기로 고도성장의 길로 접어들게 되었으며, 향후 15년간에 걸쳐 고도 경제성장을 지속하여 오늘날 세계 제2의 경제대국으로 성장하였다. 이와 같은 고도 경제성장정책의 급격한 진행은 인구의 대이동을 촉진시켜 도시와 농촌에 심각한 사회문제를 초래했다. 이것은 가족, 지역에 있어 상호부조 기능, 공동체 기능의 상실을 의미했다.

일본정부는 1957년 1월 예산 편성지침에 전국민의료보험의 조기달성을 목적으로 하는 국민건강보험의 확대를 경정함과 동시에 같은 해 4월 후생성에 사무차관을 본부장으로 하는 전국민의료보험 추진본부를 설치하고 1957년부터 국민건강보험 전국보급 4개년 계획에 착수하였다.

후생성당국은 이미 60년대 초부터 이 점에 주목하여 복지정책의 새로운 필요성을 제기했다. 그것 중의 하나가 「福祉 六法66)」이 60년대

전반에 성립한다.

한편으로 정치적으로는 미·일 신군사동맹·신안보조약이 사상 미증유의 국민적 저항 속에 1960년 6월에 강행·체결되었다. 이와 같은 고도경제성장과 정치적 상황을 배경으로 하여 1961년에 전국민의료보험 체제를 실현시킨 것이다.[67]

일본은 1961년 전국민의료보험, 1963년 노인복지법제정, 1965년 공해방지법, 1970년에 수질 해양오염방지법 제정, 1983년에 노인보건법이 제정되었다. 일본의 법제정과정은 초창기에는 천왕중심에서 지금은 당 중심으로 옮겨졌다.

일본의료제도에서 가장 정치적인 영향력이 강한 집단은 (비록 1970년대 이후로 입김이 쇠퇴하였지만) 일본 의사회이다. 이들은 국회의원 선거에 공식적인 지지를 표함으로써, 특히 의회 내의 의료와 관계된 일을 하는 사회위원회의 자민당 위원들에게 정치적인 영향력을 행사한다. 한편, 후생성도 이들과 자민당 의원들에 의하여 영향력을 받기도 하고, 의사 출신의 후생성 관리 개개인도 이들의 지지에 의지하기도 한다.

## (2) 집단의 수 및 성격

선진복지국가의 형성과정에서 보편적으로 발견되는 노동자계급의 계급투쟁의 정도가 한국사회에서는 미약했다는 요인이 사회복지부문의 발달에 국가의 개입이 중추적인 역할을 수행했다는 사실이다. 이는

---

66) 福祉六法이란 1960년 정신박약자 복지법, 1961년 전국민의료보험법, 1963년 노인복지법, 1964년 모자복지법이다.

67) 右田紀久惠·高澤武司·古川者順編, 『社會福祉의 歷史』(東京: 有斐閣, 1977), p.14.

다른 선진 복지국가들과 비교하여 특수한 성격을 지니고 있다. 한국이 시행하는 노동통제방식에 관한 설명은 국가조합주의적 전략과 시장기제적 전략으로 나누어 볼 수 있다. 즉 시민사회 내의 그 어떠한 자생적이거나 인위적인 조직도 인정하지 않았으며, 또한 시민사회를 억압하며 시장을 지키려는 경향이 있기 때문에, 이념적·조직적으로 노동을 억압하고 탄압함으로써 양적 경제성장의 기반을 조성하였다.

의료입법 투쟁의 단체들을 보면 농민, 도시빈민, 노동자 등이 있다. 결정과정의 첨예한 대립과 갈등구조 속에서 착취적 지배적 근원의 재생산도구로서 국가권력의 대응결과는 대통령거부권 행사로 집약된다. 전국민의료법은 민중투쟁에 대한 지배계급의 일정한 양보적 대응인 것이며 그 공격적 대응은 대통령 거부권행사로 나타났다. 노동자들의 이익집단인 노동조합은 국가에 의해 그 활동이 통제되어 왔다. 노동조합에 대한 통제는 표면상으로 국가안보와 경제성장이라는 국가목표와 관련되어 있으나 내면적으로 지지기반이 약한 집권군부세력의 기반을 강화하고 정권의 정통성을 유지하려는 의도와 밀접한 관련이 있다. 국가의 코포라티스트적 통제는 한편으로 노동조합 활동에 대한 억압을, 다른 한편으로 노동자집단의 대표이자 대화 상대자로서의 노총(1946년)의 대표성을 인정함을 의미한다. 1960년대의 노총은 사회보장정책 결정과정상에서 철저히 소외되어 있다. 1970년대부터 노총은 이에 점차 관심을 보이기 시작하였다. 그리고 노동자를 대표하여 그들의 이해관계를 국가정책에 반영시키려고 노력하였다. 기타의 이익집단들로서 대한의학협회, 대한약사회 등을 꼽을 수 있는데 이들은 의료보험법의 개정 및 실시범위의 확대과정상에서 국가정책에 영향을 미쳤다.

1987년은 한국 정치·사회의 발전과 더불어 새로운 노사관계를 형성하였다. 그런데 합의가 대체로 자본과 노동의 계급적 사회세력들 간

폭넓은 정치적 함의로 이해되기보다는 산업관계의 영역에서 사용자와 고용자 간에 이루어지는 경제적 합의로 좁게 이해되어 사회적 합의의 제도화까지 성공적으로 이끌어간 경우가 많지 않다는 점에서 조합주의 이론은 한국적 적실성이 떨어진다. 한국의 노동운동은 우리 사회의 한 기둥을 형성하는 강력한 힘을 갖게 되었다. 그러나 노동운동의 의식, 노동운동을 키우는 환경, 使와 政의 의식 등은 그만큼 성장하지 못하고 있다.[68] 그러므로 조합주의 이론은 타당성을 지니지 못한다.

1988년 6월 18일 의료보험대책위원회와 농민단체, 보건의료인단체, 빈민단체 등 41개 단체들이 보다 조직적인 의료보험시정운동을 전개하기 위해 『전국민의료보험대책위원회(약칭 대책위)』를 결성하였다. 대책위(위원장 유남선)는 결성선언문에서 건강권 선언, 의료의 상품화 배격, 의료보험의 수탈성 폭로, 통합주의 의료보험제도 쟁취 등을 결의하고 백만인 서명운동, 보험료 납부 거부운동, 입법운동, 선전교육 등의 활동계획을 세웠다. 신문지상을 통한 공방이 계속되는 동안 정부와 민정당은 노동조합법과 의료보험법 등 '공공 안녕 질서와 국가안위를 위태롭게 하는 법안에' 대한 대통령의 거부권 행사가 불가피하다는 입장을 분명히 했으며 3월 16일 국무회의 의결을 거쳐 대통령에게 공식적으로 건의하였다. 점차 대세가 거부권행사로 기울자 대책위는 3월 18일 거부권행사결정을 취소하고 즉각 시행령을 마련하라는 성명을 내고, 3월 21일에는 『국민의료법안』거부권행사저지대회를 열고 대통령에게 보내는 공개서한을 보사부장관에게 전달하였다. 또한 의료보험조합의 대표들과 달리 지역의료보험 조합전국노조는 22일 성명을 발표

---

68) 작금의 사태(1999년 4월 25일 지하철 노조, 한국통신 노조)에서 살펴보면, 정부의 일방적 공권력 투입으로 노조가 백기를 든 것이다. 합의로 타협되지 못한 결과는 노·사·정 모두에게 부담으로 남아 언제든지 노사문제를 야기할 수 있다.

하여 그동안 일간지 등에 전국의료보험조합 일동 명의의 통합반대 성명은 직원들의 의사와는 무관하며 기득권을 놓치지 않으려는 조합간부와 각 조합대표이사들의 성명일 뿐이라고 주장하고 국민의료보험법 찬성을 위한 전 국민적 서명운동에 들어가겠다고 밝혔다. 그러나 3월 24일 노태우 대통령에 의해 다른 3개[69] 법안과 함께 거부권[70]이 행사되어 국회에 返送되었다. 노태우 대통령은 사실상 근로자 쪽에 힘을 실어주었다.

국회에서 의료보장 관련 심의를 앞두고 보건의료단체[71]들은 법안의 심의와 결정에 참조하여 주기를 바라는 의견서를 제출하였다. 이러한 단체들의 주장도 각 3당이 제출한 의료보험법안의 내용과 비슷하였다. 이러한 주장도 국회에서 통과된 법안이 대통령의 거부권 행사로 무산되었다.

1987년 7월 이후 사회 전반적인 민주화 기류와 함께 노사관계에도

---

69) 노동쟁의 조정법, 노동조합법, 지방자치제법 개정안.
70) 이러한 거부권을 행사하게 된 근거로 당시의 이익단체들의 입장에서 찾을 수 있다. 즉 전문가들은 통합과 조합으로 양분으로 나누어지고, 각 정당(정부 포함), 농민은 통합을 주장하고, 한국노총은 아래 3가지 조건이 갖추어지면 통합이지만, 사실상 그 당시 상황에서 이러한 조건이 갖추어지기 어렵기 때문에 조합주의를 선호하고, 의협도 장기적으로는 통합을 주장하지만 조합주의를 주장하고 있다. 한국 노총의 3가지 조건이란 첫째로, 근로자들이 지금까지 축적한 각 보험조합 적립금은 당해 조합에서 근로자의 복지 및 건강증진사업을 위해 사용될 수 있어야 한다. 둘째로, 현재 근로자들이 납부하고 있는 보험료율이 통합일원화로 인해 인상되어서는 안 된다. 셋째로, 이 밖에 통합일원화로 인한 의료보험재정의 적자분은 전적으로 정부가 부담해야 한다는 것이다. "의료보험관계법안에 관한 국회보건사회위원회 공청회자료", 내부참고자료, 의료보험연합회편, 1989. 2. 10.
71) 건강사회실현약사협의회, 교회빈민의료협의회, 기독청년의료인회(보건과, 사회과, 사회연구회), 연세민주치과의사회, 인도주의실천의사협의회, 청년치과의사회. 1989. 2. 22.

상당한 변화를 가져왔고, 이러한 과정 속에서 노사분쟁도 그 이전에 비해 폭발적으로 증가하는 경향을 보였다. 무엇보다도 그동안 법적·정치적 권력하에서 억제되고 누적되어 온 노동자의 불만이 한꺼번에 분출되어 나온 것으로 볼 수 있다. 한국의 경우 노사분쟁이 일시적이고 우발적인 것이라면 단순한 임시방편적 해결로 모든 모순점을 해결해 줄 수 있겠지만, 노사분규 자체가 자본주의적 사회에서 분출되는 필요악이라면 단순한 미봉책으로는 합리적 분쟁의 해결이 불가능할 것이다. 그래서 어느 정도 법적인 측면에서 구조적이고, 불합리한 점을 개선해야 되겠지만 산업화된 사회에서 노동자의 욕구는 자신들도 복지를 누릴 수 있는 권리를 요구하는 것이다. 그래서 후생과 관계되는 혜택들이 증가되는 것이다. 근로자들은 정부(노동)정책의 공정성에 대하여, 사용자들의 공정한 분배의지나 인간적 대우를 위한 태도에 대하여 많은 불신을 쌓아왔다. 정부 측에서는 노동조합이나 노동운동세력을 책임 있는 사회단체나 정책추진의 동반자로 신뢰할 수 없었으며, 기업 경영자들은 노동조합이란 기업발전을 아랑곳하지 않고 조합원의 단기적인 이익만을 추구하는 존재로 불신하여 왔었던 것도 사실이다. 이러한 노·사·정 3자 간에 서로 엉켜 있었던 불신의 요소들이 尙存해 있었다〈표 4-4〉. 근로자들의 정치·사회적 신분상승의 좋은 계기를 노·사·정 3자 합의의장에서 찾을 수 있다. 이러한 환경에 기초가 되는 사회적 합의형성 메커니즘을 노·사·정 간의 합의서(social agreement)와 법에 근거하여 제도화시키고 상설기구화할 필요가 있다. 아직 한국은 이러한 단계에 접근하지 못하고 있는 실정이며 일본은 제도화 단계에 이미 도달했다.

<표 4-4> 노사분규발생 추이

| 연 도 | 1980~1986 | 1987 | 1988 | 1989 | 1990 |
|---|---|---|---|---|---|
| 발생건수 | 205 | 3,749 | 1,873 | 1,616 | 316 |

출처: 한국노동연구원, KLI 노동통계, 1993.

국가권력과 독점자본의 이해관계가 어떻게 맞물리는가, 이러한 의보체계의 조직적 틀을 이용하여 밀접한 '정경유착' 관계를 현상적이고 직접적으로 볼 수 있다. 먼저 직장조합 대표의 이사출신 현황을 보면 군 출신과 당 및 정부관료가 약 80% 점유하고 있다〈표 4-5〉. 그리고 의료보험조합, 연합회, 공단 이사장의 간부출신 현황을 보면 군 출신과 당 및 정부관료가 약 90% 점하고 있다〈표 4-6〉.

또한 지역조합대표 이사출신의 배경에서도 군 출신은 없지만, 당과 정부관료가 약 95% 점하고 있다〈표 4-7〉.

1989년 8월 9일 국민의료보험법이 여·야 만장일치로 국회를 통과하자 국민의료법은 독점자본과 국가권력의 이해를 대변하는 경총, 보사부, 의보연합회와 기층민중을 대변하는 전의대와 진보적 사회단체 간의 첨예한 계급적 대립과 갈등을 수반하는데, 이는 결국 국민의료법이 지니는 경제적·정치적 성격으로 인한 계급 간의 분리와 계급 내의 단결을 의미한다. 또한 경총의 입장표명은 80년대 중반 논쟁에서의 적극적인 반대표명[72]과는 달리 보사부와 의보연합회를 공식적·비공식적 활동에 대한 지원사격 내지는 지지성명의 차원이었다.

---

72) 경총은 당시 의료보험기구 및 재정통합에 관한 건의를 통해서 의보통합 일원화에 대해서 강력한 반대의사를 표명한다. 1986. 8. 26.

<표 4-5> 직장조합대표 이사 출신현황

| 군 출신 | 민정당 | 정부관료 | 기타 | 합계 |
|---|---|---|---|---|
| 26(32) | 12(23) | 21(26) | 6(19) | 82(100) |

출처: 전국의료보험대책위원회, 「의료보험관리자료」, 1989년 3월, 88년 보사부 국정감사자료

　　1989년 국가권력기구와 의보연합회를 통해서 국가권력의 정치적 영향력 확대와 조합대표 이사의 경제적 이해관계 및 기득권 유지가 관리운영 방식을 둘러싸고 전개되는 계급대립의 직접적인 원인이었다.73) 이것이 기존제도의 틀 내에서 간접적으로 독점자본의 이해와 맞물리게 되는 것이다.

<표 4-6> 의료보험조합, 연합회, 공단 이사장 및 간부 출신현황

| 군 출신 | 민정당 | 정부관료 | 기타 | 합계 |
|---|---|---|---|---|
| 43(15) | 82(29) | 123(44) | 31(12) | 279(100) |

출처: 전국의료보험대책위원회, 「의료보험관리자료」, 1989년 3월. 88년 보사부 국정감사자료.

<표 4-7> 지역조합대표 이사출신 배경

| 군 출신 | 민정당 | 정부관료 | 기타 | 계 |
|---|---|---|---|---|
| 0 | 58 | 77 | 8 | 143 |

출처: 전국의료보험대책위원회, 「의료보험관리자료」, 1989년 3월, 88년 보사부 국정감사자료.

---

73) 1989년 3월 10일 민정당 대표위원 기자회견 및 장관 기자간담회: 통합일원화 법안의 문제점 지적 및 개정필요성 시사 및 설명. 동 3월 11일 당정대책회의(대통령 거부권행사를 건의키로 의견집약). 동 3월 15일 부총리 주관회의(대통령 거부권행사를 건의키로 의견일치). 동 3월 16일 (국무회의 재의 요구안 의결). 동 3월 24일 대통령 거부권 행사.

일본은 전국민의료보험의 기반확립을 위해 1958년 3월 시·정·촌에서 의료보험을 관리 운영토록 하고 동일 병상의 요양급여 기간을 3년으로 연장하며 보험의료기관의 이중지정제와 요양급여에 대한 보조제도를 국고부담(20%)으로 개정하고 이와 별도로 조정교부금(5%)을 신설하는 등을 주요내용으로 하는 신국민건강보험법안을 제출하였다. 그러나 이 법안은 의료보험의 확대실시를 위한 기초적인 조건은 정비하지 않고 다만 양적 확대만을 강제하는 것은 커다란 문제를 야기할 수 있다고 하는 일본 의사회의 반대에 부딪히는 등 난항을 거듭하다 의료기관의 지정방식을 신고방식으로 고치는 등의 몇 가지 수정을 거쳐 1958년 12월 23일 국회를 통과 1959년 1월 1일부터 시행되었다.

그 후 시·정·촌, 도·도·부·현 등 관계단체의 노력과 정부의 강력한 추진에 따라 순조롭게 진행되고 문제가 되었던 도시 지역도 1959년에도 동경도의 특별구, 1961년 1월에 고베 시, 4월에 요코하마 시, 나고야 시, 교토 시, 오사카 시가 각각 실시되어 당초 예정대로 1961년 4월 마침내 전국민의료보험이 실현된다.

일본의료제도에서 가장 정치적인 영향력이 강한 집단은(비록 1970년대 이후로 입김이 쇠퇴하였지만) 일본의사회이다. 이들은 국회의원 선거에 공식적인 지지를 표함으로써, 특히 의회 내의 의료와 관계된 일을 하는 사회위원회의 자민당 위원들에 의하여 영향을 받기도 하고, 의사출신의 후생성관리 개개인도 이들의 지지에 의지하기도 한다.

당시의 정치 상황은 국회가 최고의 입법기관, 내각이 행정권의 주체가 되는 외에 도·도·부·현 및 시·정·촌은 지방자치체로서 그 장은 공선으로 결정하며, 각 자치단체에 의회를 두어 원칙적으로 자주적인 운영을 하기에 이르렀다. 1956년 일본은 대체로 戰前의 생산수준을 회복하고, 1960년 당시의 이께다(타전) 수상이 소득배증계획을 제창한 것을 계기로, 민간기업 각 부문이 보다 큰 국내생산판매망을 구축하기 위해 새로운 경쟁체제로 돌입하게 됨으로써 이른바 고도경제 성장기로 접어든다.

### (3) 권력소재 및 배분상태

전두환 정권 말기에 1986년 「제6차 계획」에서 이미 약속하고 1987년 말 대통령 선거과정에서 노태우 후보는 다시 한번 국민들에게 공약하였으며, 당선된 직후인 88년 1월부터 농어촌 지역에 의료보험이 전면적으로 실시되었다. 농어촌 의료보험과 1989년 도시의료보험의 실시에 의한 전국민의료보험 역시 80년대 중반 이후의 자본축적과 노동자의 투쟁으로 설명된다. 1987년의 6월 항쟁과 7, 8월 노동자 대투쟁은 8·15 이후 가장 강력한 지배계급에 대한 민중의 정치적 저항이었으며, 일시적이었지만 민중과 국가권력의 힘이 대등했을 정도로 계급지배에 심각한 위협을 주었다. 따라서 노골적이고 반동적인 탄압책만으로 더 이상 국민을 통제할 수가 없었고 일정한 복지의 혜택이 불가피하였다. 구체적으로 입법부와 행정부의 대응을 보면 다음과 같다.

여소야대 정국 아래서 각 정당의 의료제도에 관한 법안이 제출되었다. 정부안[74]은 1986년 11월 21일 제출되었고, 평민당안[75]은 동년 11

---

74) 사회보장제도의 기존원리인 위험분산과 소득의 재분배효과를 높일 수 있도록 지역의료보험조합의 관할 지역을 광역화할 수 있게 하는 한편, 현행 제도운영상의 일부 미비점을 보완하여 전국민의료보험의 효율적 시행을 도모하려는 것임(의료보험관계 법령에 관한 국회보건사회위원회 공청회자료, 보사위원회 회의실, 1989. 2. 10).

75) 평민당(홍영기 외 66인)의 주요 내용은 전국민의료보험을 일원화하자는 것이다. 자세한 내용은 대한민국 국회사무처, 제144회 국회, 「보건사회위원회 회의록」(제11차), 1988. 12. 12, pp.12-13에 서술되어 있다.

월 14일, 민주당안[76]은 동년 11월 16일에 제출되었다. 각 안들의 공통점은 의료보험제도의 통합화였다.[77] 그러나 의료보험제도의 조합주의적 관리운영체계는 한편으로 국가권력기구의 측면에서 볼 때, 국민대중의 이해와 요구 그리고 투쟁을 분산시키고, 그 책임과 부담을 개인이나 집단으로 전가하는 것이 용이하다. 이러한 이유로 노태우 대통령의 선거공약이 의료보험제도의 일원화임에도 불구하고 3당의 합의에 의해 통과된 법안이 노태우 대통령의 거부권 행사로 무산되었다. 이는 한국의 의료정책결정이 국가엘리트적인 요소가 강함을 시사한 것이다.

일본은 1958년 6월 선거에 있어서의 자민 · 사회 양당의 선거공약, 사회보장심의회의 답신과 공표 및 국민연금위원회의 보고서 등에 입각하여 1959년에 국민연금법이 제정 · 공포되게 되었다. 전국민의료보험법이 국민을 어떤 의료보험제도의 피보험자로 하여, 전국민연금은 국민을 어떤 연금제도의 가입자와 국민의 전부의 대상으로 하여 노령 · 유족 · 폐질 및 사망의 경우에 연금의 급여를 행함으로써 그 생활을 보장하고자 하는 것이다. 연금이나 의료보험을 실시하려는 결정에 국권의 최고 기관인 중의원의 의장보다도 내각총리대신이 영향력이 더욱 있는 것으로 나타난다. 그리고 시민단체 등 비정부 부문의 영향력이 증가하였지만 내각총리대신의 힘, 즉 정부 부문의 힘의 더욱더 증가하는 국가엘리트적인 특징을 볼 수 있다.

---

76) 송두호 외 59인 또한 의료보험제도의 일원화에 초점을 맞추고 있다. 자세한 내용은 대한민국 국회사무처, 제144회 국회, 「보건사회위원회 회의록」(제11차), 1988. 12. 12, pp.30 – 31에 서술되어 있다.

77) 국회통과 법안의 '국민의료법안'의 요지는 국민에게 균등한 질의 의료혜택을 보장하고, 지역 간 · 계층 간 또는 직종 간 이질감을 해소하고 국민통합을 도모하여 관리운영의 효율화를 기하기 위해 직장보험, 공무원 및 사립학교 교직원 의료보험, 지역보험 등으로 분리되어 있는 현재의 의료보험체계를 통합하여 관리 운영하도록 하기 위한 것이다.

## (4) 정책과정상의 접근성

　의료정책의 발달과정은 사회·경제적 토대에 의한 지배계급의 '공적', '제도적' 틀에 따라 민중부문이 배제된 상태에서 자신의 이익과 요구에 따라 그 내용이 결정된다. 의료보험의 생성과 발달과정은 4·19투쟁, 1970년대 후반 노동운동, 80년대 광주민중운동 그리고 1987년 노동자투쟁 등에 대한 지배계급의 일정한 양보와 대응물이었다. 그럼에도 불구하고 이러한 지배계급의 일정한 대응물로서 의료보험제도의 발달과정은 파시즘체제하에서 지배계급의 요구와 투쟁, 즉 '최소한'의 노동력 재생산비용과 기타의 정치적, 이데올로기적 효과를 제도화하려는 이해가 일방적으로 관철된다. 따라서 지금까지의 의료보험의 형태와 내용은 실질적인 민중부문의 이해와 요구를 실현하고 있는 것이 아니라 다분히 공동화된 형태의 내용을 지닌다. 이것이 바로 수익자부담원칙의 보험방식과 소득재분배의 제도적 억제책으로서 조합방식이다. 1970년대 형성된 의료 분야에서의 국가의 상대적 부재가 대기업들이 진입할 공간을 제공한 것에 기인한다. 그러나 기업들에게 운영의 자율성을 맡긴 조합방식의 국민의료보험은 그에 따른 운영, 혜택의 범위, 비용 등의 면에서 조합 간의 심각한 편차를 초래하였다. 이러한 문제를 해결하고자 통합운동이 고개를 들어 의료보험조합 자체가 강력한 이익집단으로 형성되어 반대하기 시작하였다.

　한국의 경우 도입기에는 국가가 거의 단독의 행위자 역할을 하였는데 이와는 대조적으로 확장기에 들어서는 국가 이외의 행위자들 예컨대 사용자 집단, 노동자 집단, 농민집단 등의 역할이 현저히 증대되며 때로는 새로운 정책형성에 결정적인 계기를 만들기도 한다. 예를 든다면 1980년대 정부의 의료보험 적용범위 확대정책은 적용대상자 집단과 비대상자 집단 간 의료비 부담을 둘러싼 갈등에서 기인한 것으로 보아야 한다.

도입기와 확장기는 한국사회의 사회, 경제적 배경을 비교할 때 현격한 차이를 지닌다. 1976년 의료보험의 실시가 가능했던 것은 1970년대 이후의 경제성장 10년의 성과가 정부에 의해 긍정적으로 평가된 데다가, 다른 한편으로 성장위주의 경제정책이 빚은 사회적 불평등 문제의 해결이 청와대와 정부 측에 의해 중대과제로 평가되었기 때문이다.

일본의 경우 발전단계에서는 어느 정도 의료정책의 과정은 구조적으로 다원적이라고 할 수 있다. 그러나 정치 시스템의 회로에 강하게 투입되어 있는 것은 대장성, 재계, 자민당이라 말한 특정 단체의 의사에 한정되고 있다.78) 그래서 정·관·재의 삼위일체적 지배로서 정책결정에 영향을 미치고 있다고 할 수 있다.

昭和 30년대에 들어와 일본정부는 사회보장제도심의회의 의료보장에 관한 권고 등에 의한 전국민의료보험의 실시 요청을 받아들여 전국민의료보험정책으로서 국민건강보험의 강제하기 위하여 1958년에 기존의 국민건강보험을 전면 개정하였다. 이 전면 개정된 국민건강보험법의 요지는 종래 지방자치제의 의회결정에 따라 임의 설립으로 되었던 시·정·촌의 국민건강보험을 1961년 4월까지 지방자치단체의 의무로 강제 설립하게 하였다. 따라서 피용자라도 건강보험과 그 밖의 피용자보험의 피보험자가 아니었던 자도 국민건강보험 그리고 각종 공제조합 등의 의료보험제도의 가입자로서 의료의 보장을 받게 되어 의료보험의 전 국민에의 적용이 일단 실현되게 되었던 것이다.

---

78) J. Rasmusen, The process of politics: A comparative Approach, Atherton Press, Inc, 1969: 橋本장(역), 『정치과정론』(勁草書房, 1976), pp.228-251.

## (5) 소결론

지속적인 의료보험의 적용확대를 꾀하던 중 여러 가지 어려움을 극복하고 1986년 9월 드디어 국민복지증진 종합대책의 일환으로 전국민 의료보험 실시의 결단을 내리게 되었다. 그리하여 1988년 1월부터 농어촌 지역 의료보험을 실시함으로써 전 국민 의료보험시대를 맞게 되었다. 4, 5차 5개년 계획에 걸쳐 사회복지의 경험과 기반을 토대로 전국민 의료보험의 성취를 이룩하였다. 1989년 7월부터는 모든 국민이 의료보험증을 소지하게 되었다는 사실이 가장 큰 변화라고 하겠다. 1988년 1월 농어촌 지역의료보험의 실시에 즈음하여 일부 지역에서 보험료 납부 거부운동(1988년 2월) 등의 물의를 빚기도 하였으나 1989년 7월에 도시 지역 주민에 대한 적용을 끝으로 전국민의료보험 제도가 현실화되었다. 1987년 6·29선언 이후 병원노조 결성바람은 지금까지도 사회적 물의를 빚고 있으며 정부는 자제를 촉구하면서 쟁의의 한계를 설정, 분규 발생을 규제하게 되었다. 당시의 상황을 입법과정을 각 당과 정부 측, 보건의료단체[79] 등의 의견서의 내용을 통해 설명하면 다음과 같다. 먼저 평민당 법안(1988년 11월 14일, 홍영기

---

79) 의협의 의료보험법 개정에 관한 청원.
   1. 현행 의료보험법은 행정편의와 偏向에 의하여 제정된 비민주적인 법으로서 문제점이 많으므로 민주적인 의료보험법이 되도록 개정을 바람.
   2. 제도의 不備 또는 모순으로 인한 의료의 질적 저하와 불신풍조를 拂拭하고 양질의 의료를 전 국민에게 제공할 수 있는 민주적인 의료보험 제도를 확립하기 위해 ① 의료 보험관리운영체계를 하나의 보험자로 통합일원화 ② 보험자 단체와 의약단체 간의 상호계약제실시 ③ 의료보험 수가심의 위원회 및 요양보험급여 비용심의원 신설 ④ 의료 분쟁보상 기금제도를 도입하여 소신의료 유도 ⑤ 요양비용체불에 대한 가산금제도를 신설하는 등 의료보험법을 개정해 주기 바라는 청원임.

외 66 발의)의 내용을 보면 사회보험의 목적을 구현할 수 있고 원활한 전국민의료보험을 가능하게 하는 유일한 방법은 의료보험을 일원화하는 길밖에 없다는 내용으로 의료보험의 재정통합을 통합으로 보고 있으며, 민주당 법안(1988년 11월 16일, 송두호 외 59 발의)은 적용대상을 의료보호대상자까지 포함한 전 국민으로 하고, 자영자와 피용자를 합치고 관리기구를 일원화하는 것을 통합으로 보고 있다. 결국 당시의 입법부 내에서의 논의 과정은 통합일원화를 요구하는 평민당 및 민주당과 광역조합방식을 고수하는 정부 측 및 공화당[80] 사이의 정치적 타협과 공방의 과정이었다. 이를 계기로 1989년 2월 23일에 구성된 국회 보사위원회의 법률 심사소위원회는 여섯 차례의 회의를 통해 제안된 법안을 검토하고 그 단일한 대안을 작성한다.(대한민국 국회사무처, 1989년) 이러한 소위원회의 단일안(국민의료보험법안)은 1989년 3월 9일 145회 임시국회에서 만장일치로 통과된다. 그러나 합의로 이루어진 동 법안을 대통령의 거부권 행사로 통합 일원화는 무산된다.

일본 의료보험확립단계인 60년대 초부터 후생성당국은 전국민의료보험의 실시에 즈음하여 이미 60년대 초부터 복지정책의 새로운 필요성을 제기했다. 그것 중의 하나가 「福祉 六法[81]」이 60년대 전반에 성립한다. 1952년 미군점령통치가 끝나고 독립된 국가로서의 정치체계가 형성되면서부터는 사회 각 분야에서 압력적 이익집단의 조직화가 진

---

80) 전국의보대책위는 각 정당의 개정안의 한계를 비판하고 1989년 2월 24일 농민들이 공화당사를 점거하고 '광역조합방식'의 철회와 야 3당 단일한 작성에 참여할 것을 요구한다. 이에 공화당은 자신의 법안인 광역조합화안을 폐기하고 통합일원화 방안에 굴복한다.

81) 福祉六法이란 1960년 정신박약자 복지법, 1961년 전국민의료보험법, 1963년 노인복지법, 1964년 모자복지법이다.

전되었고 그 기능도 활발해지게 된다. 의료보험제도의 확립단계에서 한·일 양국은 경제발전의 결실을 노동자에게 제공한다는 측면에서 전국민의료보험을 도입하게 되는 동기 중의 하나가 된다. 노동자의 힘의 증가로 정책결정에 참여하는 횟수가 증가하게 되고, 상대적으로 정부의 역할은 축소된다. 이러한 측면에서 보면, 도입단계, 발전단계보다 현저하게 확립단계에서는 다원주의 쪽으로 나아가고 있다고 볼 수 있다. 가치적인 측면을 보면 의료보험의 확립단계에서는 국민의 의료보장이란 측면에서 형평성에 도달했고,[82] 한·일 양국에서 집단의 수 및 성격은 사회의 발전에 맞추어 많은 단체들이 생겨나[83] 대중들이 여러 집단에 소속되는 다원주의적 요소가 강함을 볼 수 있다. 정책과 정상의 접근성 측면에서 보면 정책과정의 투명성이 확보되고 민주적인 절차에 의해서 진행되고 있지만, 내부적인 결정에 의해서 정책이 좌우된다. 위의 네 개의 구성요소의 의료보험제도 확립단계에서 한국과 일본의 이론적 배경은 〈표 4-8〉과 같다.

---

82) 1980년 이후 전개되어 온 우리나라 의료보장의 이념적 지향과 목적적 가치에 대한 태도가 두 가지 나누어진다. 통합론자의 주장은 의료보장급여 면에서는 평등성을 강조하고, 재원조달의 측면에서는 형평성을 강조한다. 다른 한편으로 조합주의자들의 주장은 이 같은 기본적 가치에 대하여 반대하지는 않지만 이들 가치에 대한 적극적인 입장이 아니고 소극적인 입장을 견지하면서 이러한 가치보다는 의료보험의 효율성을 더 강조하여 엘리트론적 입장을 취하고 있다.
83) 농민단체만 한정하더라도 전국농민협회, 가톨릭농민회, 기독교농민회, 가톨릭여성 농민회 등이 농어촌 의료보험에 관해서 자신들의 주장을 펴기 시작하였다.

<표 4-8> 의료보험제도의 확립단계 한·일 비교

| 국가<br>구성요소 | 한 국 | 일 본 |
|---|---|---|
| 1. 정부역할<br>및 행정이념 | 대통령의 독단적인 결정으로 전국민의료보험시대를 출범시키는데, 이는 국민에 대한 형평성 차원에서 결정을 내렸다고 볼 수 있다. 이러한 논거는 노태우 대통령이 3당 합의에 의한 법안을 거부하고 조합주의 의료보험체제를 출범시켰다. | 의사집단의 힘의 약화로 의회가 중심이 되어 전국민의료보험시대를 맞이하는데, 일본도 국민들의 위화감을 줄이는데 목적이었다. |
| 2. 집단의 수<br>및 성격 | 전경련, 의협과 같은 영향력 있는 이익집단의 의견은 충분히 반영되었다. 그러나 농민단체의 등장으로 농민의 권리가 향상되었음에도 불구하고 의견이 수렴되지 못하였다. 또한 노총도 마찬가지로 의견이 충분히 반영되지 못하였다. 경련과 의협은 정부의 지원이나 강요에 의해 설립되어 이익단체의 특성이 종속적 협력형이나 자율적 협력형의 형태이나 농민단체나 노총은 자율적 갈등형의 단체로 정부의 의견과 갈등을 불러일으켰다. | 한국과 달리 일본의 농민단체는 가장 잘 조직된 이익단체로 한국과 달리 강력한 로비활동을 전개하여 농민단체의 의견이 많이 반영되었다. 또한 노동단체, 실업단체의 의견도 많이 수렴되었다. |
| 3. 권력소재<br>및 배분상태 | 민간부문의 힘이 증가하였지만 권위적인 국가로 인해 정부 부문에 미치지 못함. | 민간 부문의 힘이 증가하여 정부 부문과 대등한 관계에 접근하였지만 영향력 면에서는 떨어진다. |
| 4. 정책과정상<br>의 접근성 | 많은 이익단체가 등장하여 다소 정책과정은 투명성을 확보하였다. | 민주적인 절차에 의해서 진행되지만 내부의 결정에 의해 좌우한다. |

## 2. 한·일 의료보험제도의 종합분석

### 1) 한 국

한국의 의료정책 과정별 이론의 적용을 요약하면 다음과 같다. 1공화국 통치 엘리트들은 위장된 민주주의하에서 개인의 자유와 시민권을 제한하려 하였지만 전통적인 위계구조를 평등화하고 자유민주주의를 추구하는 시민사회세력도 서서히 형성되어 갔다. 의료정책은 광복 이후 미군정을 거쳐 정부수립과 6·25동란 이후 6공화국으로 이어진 시대적 상황에서 그때마다의 사회경제적 여건을 바탕으로 한 정부정책에 따라 결성되어 왔다. 1950년대에는 전쟁 후의 정치적 불안정과 경제적 후진성으로 급성 전염병 관리가 주요사업이었다. 경제개발이 시작되는 1960년대에는 수출주도의 공업화를 통해 경제가 성장하기 시작하였으며, 당시 보건예산이 미흡하나마 급성전염병관리, 나병관리, 보건망 개선강화 등에 관심을 기울었다. 1970년대에 들어서면서 빈부의 격차와 함께 경제성장에 대한 배분 문제가 대두되면서 1차 보건사업이 강조되었고 부족한 인력자원 및 시설과 장비를 대폭 확충하였다. 급격한 경제성장에 따른 경제적 사회적 불균형에 대하여 사회개발의 필요성이 수용되었고 의료보험과 의료보호제도의 도입으로 의료보장체계를 갖추게 되었다.

한국의 의료보험법의 변천사를 다시 구체적으로 서술하면 다음과 같다. 1963년 의료보험법제정, 1976년 의료보호법제정, 1977년 공무원 및 교직원 의료보험 실시, 1977년 7월 500인 이상 사업장 의료보험 실시, 1988년 1월 농·어촌 지역 의료보험 실시, 1988년 7월 5인 이상 사업장까지 의료보험 당연적용, 1989년 7월 도시 지역 의료보험 실시 (전국민의료보험), 1989년 10월 약국 의료보험 실시까지 입법과정을

통해 가장 영향력이 있는 단체나 사람은 대통령, 정당, 행정관료로 나
타났다. 이것은 한국에는 아직까지 엘리트들이 정책을 결정한다고 볼
수 있다. 결정과정에서 이익집단(의사, 약사, 한의사)의 반대는 영향력
을 행사할 만큼 크지 못하다.[84]

　유신 기간을 통하여, 권위주의적 지배엘리트들은 밑으로부터의 압력
에 민주적 개혁이나 가부장적 보호로 대응하려 하지 않고, 다만 심화된
억압과 선별적인 임금인상으로 대처했다. 근로자들과 빈민에 대한 국가
의 온정주의는 개발국가 자체가 거부했다. 공적 부조와 관련복지 서비
스는 1960년대 중반부터 외국원조가 철회되기 시작했음에도 불구하고
여전히 최소주의로 일관했고, 전 국민을 위한 의료보험제도를 채택할
때에도, 대기업부터 실시하고, 국가의 재정중립을 강조함으로써, 국고부
담의 증대를 막으려 했다. 복지에 대한 국가의 태도는 가능한 한 비개
입적이라 할 수 있다. 5공화국은 이념에 있어서 유신정부와 크게 다르
지 않았다. 복지국가의 구현을 국정목표로 내걸었으나, 그것의 획기적
인 발달보다는 점진주의적이고 소극적인 전개를 지원하였다. 다시 말해
서 유신시대에 시작된 의료보험제도의 적용범위만을 확대했다.[85]

---

84) 국가의 코프라티스트적 통제는 한편으로는 노동조합 활동에 대한 억압
　　을, 다른 한편으로는 노동자 집단의 대표이자 대화 상대자로서의 노총
　　(1946년)의 대표성을 인정함을 의미한다. 1969년대의 노총은 사회보장정
　　책 결정상에서 철저히 소외 있었다. 1970년대부터 노총은 이에 점차 관
　　심을 보이기 시작하였다. 그리고 노동자를 대표하여 그들의 이해관계를
　　국가 정책에 반영시키려고 노력하였다. 다른 이익집단들로서는 대한의학
　　협회, 대한약사회 등을 꼽을 수 있는데 이들은 의료보험법의 개정 및 실
　　시범위의 확대과정상에서 국가정책에 영향을 미쳐서나, 확대과정에서 나
　　타나는 것만큼 그다지 영향을 미치지 못했다.
85) 의료보험법은 대상자에 따라 1종과 2종으로 구분된 보험체계로 이루어졌
　　으며(84년 이후, 직장, 지역, 직종으로 구분), 1종은 피용자를 대상으로 하
　　는 강제보험으로서, 500인 이상 사업장부터 시작하여, 1979년 300인 이상

6공화국은 경제성장을 지연시키는 위험부담을 감수하면서 보상적인 정치발전을 실험해 온 시기라 할 수 있다. 국회를 정치의 중심무대로 돌려놓았고, 노사관계의 민주화도 시도하였다. 그리고 1987년 노동관계법 개정으로 국가의 노조해산권이나 노조임원 자격제한, 노동쟁의 중재위원 임명권 등이 삭제되었다. 이로써 단결권은 대체로 허용한 셈이나 그러나 노조의 정치활동, 복수노조는 아직도 금지하고 있어서 아직도 전환기적 성격을 들어내고 있다.

집권엘리트들은 노동자의 집단행동에 대한 억압적인 국가개입을 피하고 대신 노동자와 사용자, 당사자 간의 갈등해결에 맡겨버리는 불간섭주의를 택했다. 의료정책에 있어서 6공화국은 제5공화국이 약속한 대개의 계획을 실천에 옮겼다. 5공화국이 약속했던 전국민의료보험의 실시, 국민연금제도의 실시(1988년)를 이행하였다. 6공화국의 또 하나 중요한 작업은 공적 부조 행정에 전문인력을 투입하여 사회복지 서비스 전달체계의 개선을 도모하였다. 1977년부터 점진적으로 확대되어 1989년 도시 지역에 지역의료보험제도가 실시되면서 전 국민을 대상으로 한 의료보험제도가 완료되었다. 이는 그간 방임적이던 국가가 보다 적극적으로 의료영역에 개입하는 것을 의미한다. 이와 같은 적극적인 개입의 이유는, 가진 자 중심의 의료체계에 대한 불만이 고조된 정치적 불만에 가세함으로써 정치적 불안이 고조되는 것을 완화시키려고 의도한 것이 눈에 띈다. 처음 의료보험법이 5·16 직후인 63년도에 제정되었으나 유신체제의 위기가 조성되고 있었던 1977년에 의료보험

---

사업장으로, 1981년 100인 이상 사업장으로 확대실시 해갔다. 1983년에는 의료보험법이 개정되어, 직장의료보험의 경우 강제적용대상 범위가 16인 이상 사업장으로 확대되었고, 1984년 개정으로 피부양자 범위가 형제자매와 장인장모까지 확대되었다. 그리하여 1984년에 이미 전 인구의 42%가 직장의료보험과 공무원·교직원 의료보험에 가입되게 되었다.

이 500인 이상의 사업장에 강제 적용되었음은 시사하는 바가 크다.

한국의 의료정책에 관한 국가엘리트적인 특징이 〈표 4-9〉에 요약되어 있다. 한국이나 일본처럼 산업화가 전통적인 엘리트집단(dynastic or traditional group) 혹은 군주적 엘리트집단에 의해 주도된 경우에는 사회정책이 온정주의적 혹은 가부장적 경향을 띤다. 이들 나라에서의 정부와 기업은 중간계급적 국가에서와 달리, 노동자의복지에 대한 정부와 기업의 책임을 훨씬 더 용이하게 받아들이며, 대신에 그 책임의 대가로 노동자에게 충성심을 요구하게 된다. 시장적 관계와 계약적 관계는 의무와 책무라는 전통적인 틀에 종속되어 있다. 따라서 중간계급적 사회에 비해, 전통적인 엘리트집단에 의해 산업화가 주도된 군주적 사회는 집합주의적인 경향이 훨씬 더 강하다. 따라서 이러한 사회에서는 제도적 복지제도라고 할 수 있는 유형(국가가 노동자의 욕구를 충족시키기 위한 책임을 어느 정도 인정한 제도유형)이 산업의 발달과정에서 상당히 일찍 확립될 수 있다. 행정이념은 합법성, 능률성, 형평성으로 변화하였다. 그런데 합법성과 형평성은 다원주의적 요소가 많이 작용한다. 의료보험 도입 초창기 국가 엘리트들이 정통성 유지를 위해 나쁜 쪽으로 합법성을 이용했다. 의료보험제도의 확립기에서 형평성은 의미 있는 변화이다. 집단의 수적인 면에서 보면 미시적 사회중심이론인 다원주의이론으로 변해 가는 과정을 볼 수 있지만 의료정책결정 과정 전반에 관해서는 국가엘리트적인 요소가 강하게 나타나고 있다.

정책과정상의 접근성 측면에서는 동원형에서 내부주도형으로 다시 동원형으로 회귀였다. 공공정책을 엘리트들이 주도하는 사회에서 나타나는 전형적인 모형이다.

한국은 의료복지정책 전반에 걸쳐 엘리트적인 요소가 나타나고 있지만, 단계별로 보면 그렇지 않다. 엘리트적인 요소가 다소 쇠퇴함(정

부역할의 축소, 집단의 수 증가, 민간부문의 힘의 증가, 정책과정상의
접근이 용이함)에 따라 다원주의적인 형태로 나아가고 있다.

<표 4-9〉 한국 의료보험 정책과정의 특징

| 국가<br>구성요소 | 의료보험<br>제도의 도입단계 | 의료보험<br>제도의 발전단계 | 의료보험<br>제도의 확립단계 |
|---|---|---|---|
| 1. 정부역할<br>및 행정이념 | 정부 역할은 능동적이지만 자율성이 없다. 행정이념은 합법성이다. | 정부역할은 능동적이지만 자율성이 없다. 행정이념은 능률성이다. | 정부역할은 능동적이지만 자율성이 없다. 행정이념은 형평성이다. |
| 2. 집단의 수<br>및 성격 | 집단의 수는 제한적이고 단결력이 강하다. | 집단의 수는 점증적으로 증가하는 반. 집단의 성격은 폐쇄적이다. | 집단의 수는 의료보험의 발전단계보다 증가하지만 폐쇄적이다. |
| 3. 권력소<br>및 배분상태 | 고전적 엘리트형태를 취하고 정부 부문의 힘이 강하다. | B-A 관료체제로 한정된 형태의 엘리트가 등장하나 여전히 비정부 부문보다 힘이 강하다. | 동질적인 엘리트의 형태로 다른 이익집단의 힘이 증가해도 정부 부문의 힘이 강하게 나타난다. |
| 4. 정책과정상의<br>접근성 | 동원형 | 내부주도형 | 동원형 |

## 2) 일 본

일본의 의료정책 과정별 이론의 적용을 요약하면 다음과 같다. 일
본에서 관료가 정계에 진출하기 시작한 것은 1918년에 하라게이 내각
의 출범과 같이하고 있다. 일본 관료의 대두는 입법부의 기능을 저하
시켰다. 그 후 자민당이 창설된 1955년 이후 저성장기에 들어선 뒤부
터의 일본의 정책형성은 그 주도권이 관료의 손을 떠나 서서히 자민
당으로 옮겨지기 시작하였다. 한때 의원발의에 의한 법안의 70% 이상

이 법률로 되었다. 자민당을 둘러싼 정책과정은 자민당, 재계, 관료 삼위일체의 엘리트집단이 일본의 정책형성을 주도하였다.

관료들이 정책결정에서 지배적인 영향력을 행사한다고 보는 사람들은 정책결정과정에서 관료들이 수행하는 여러 차원의 역할과 활동들을 지적한다. 그중 하나는 민주주의가 아직 정착되지 않았고 정치엘리트들이 통치하는 데에 익숙하지 못했으며 민간 기업엘리트들은 경제재건을 위한 자원을 정부에 의존할 수밖에 없었던 전쟁 직후에도 전쟁 전에 행정엘리트에게 주어졌던 역할, 지위 및 권위가 그대로 주어졌다는 것이다. 행정 인력과 구조의 지속성으로 인해 관료들은 경제·사회 재건을 위한 정책결정에서 주도적 역할을 할 수 있는 상대적 이점을 가지고 있었고 이에 따라 실제로 그에 걸맞은 역할을 수행하였다. 관료들의 영향력은 눈에 드러나는 역할에만 있는 것은 아니다. 행정엘리트들이 자민당에 침투하여 영향력을 발휘하고 있다. 그리하여 전후 자민당 소속 의원들 중 4분의 1 이상이 행정부에서 은퇴하거나 사임 후 자민당 공천으로 당선된 전직관료들이었다. 내각 대신들의 경우 그 비율은 더 높다. 이러한 관행은 관료들로 하여금 정책을 집행하기 이전에도 정책결정의 모든 단계에 깊숙이 관여할 수 있도록 하였다. 핵심정치인들이 행정기관과 연계를 맺고 행정기관 지향적 태도를 보유한 전직관료들인 관계로 당과 내각의 역할조차 간접적으로 관료제의 영향을 받았다.

일본의 의료정책의 결정에 관한 국가엘리트 지배론적인 특징이 〈표 4-10〉에 종합적으로 요약되어 있다.

의료정책결정에 관한 국가엘리트 지배론은 복잡한 일본의 정책결정에 극히 단순화시킨 감이 있지만, 정책결정과정에 등장하는 주역이 자민당, 재계, 관료 삼자에 국한되는 국가엘리트론은 일본 정치과정의 접근성을 폐쇄적인 시스템으로 볼 수 있다. 일본도 마찬가지로 의료복지정책 전반에 걸쳐 엘리트적인 요소가 나타나고 있지만, 단계별로 보면 그렇지 않다. 엘리트적인 요소가 다소 쇠퇴하고(정부역할의 축소, 집단의 수 증가, 민간부문의 힘의 증가, 정책과정상의 접근이 용이함) 미시적 사회중심이론인 다원주의적인 형태로 나아가고 있다.

전국민의료보험정책에 한국과 같이 전반적으로 국가엘리트론이 적용되고 그 과정상 다원주의적 요소가 점차 증가하고 있는 것은 공통점으로 볼 수 있다. 그러나 일본관료들은 정책결정에서 중요한 역할을 하는 국가엘리트집단이고, 공식 비공식 네트워크를 통해 민간엘리트들과 연결되어 있었다. 민간 이익단체들은 관료들과 밀접한 유대를 지속해 왔고, 몇몇 영역에서는 자민당 내 그들의 동조세력과 연합하여 정책결정에서 관료조직보다 더 큰 영향력을 발휘하기도 했다.

〈표 4-10〉 일본 의료보험 정책과정의 특징

| 국가 / 구성요소 | 의료보험 제도의 도입단계 | 의료보험 제도의 발전단계 | 의료보험 제도의 확립단계 |
|---|---|---|---|
| 1. 정부역할 및 행정이념 | 정부역할은 능동적이고 자율성이 있다. 행정이념은 능률성이다. | 정부역할은 능동적이고 자율성이 있다. 행정이념은 능률성이다. | 정부역할은 능동적이고 자율성이 있다. 행정이념은 형평성이다. |
| 2. 집단의 수 및 성격 | 집단의 수는 제한적이고 집단의 성격은 폐쇄적이다. | 집단의 수는 증가하지만 집단의 성격은 폐쇄적이다. | 집단의 수는 의료보험의 발전단계보다 증가하지만 동질성이 떨어진다. |
| 3. 권력소재 및 배분상태 | 동질적인 군주적 엘리트로 비정부 부문보다 강력한 힘을 지녔다. | 한정된 제도적인 엘리트로 변화하고 비정부 부문의 힘이 증가하지만 아직도 정부 부문의 영향력이 많다. | 비정부 부문의 힘이 급격히 증가하지만, 의회의 힘이 더욱 증가하여 정부 부문이 권력을 행사한다. |
| 4. 정책과정상의 접근성 | 내부주도형 | 내부주도형 | 내부주도형 |

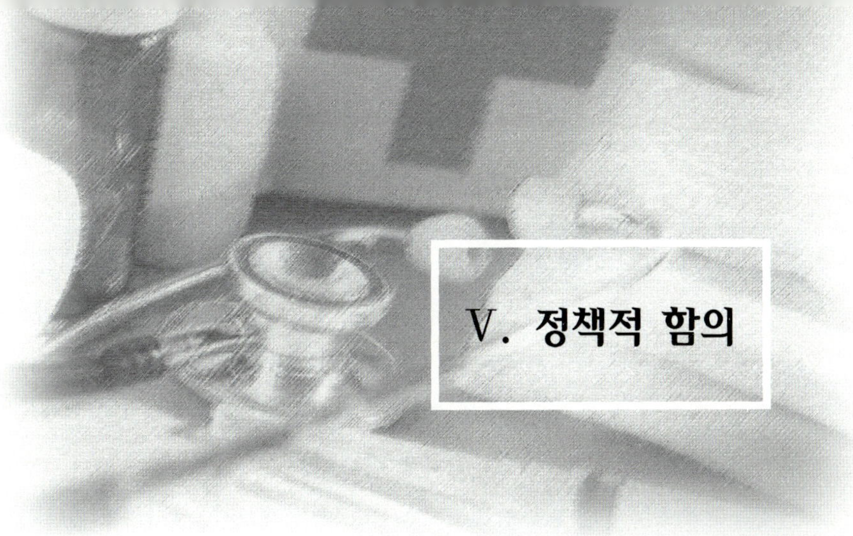

# V. 정책적 함의

그동안 한국사회만큼 급변하고 있는 사회도 드물 것이라는 생각을 하게 된다. 20세기 후반만 하더라도 60년대 군사정권의 경제건설 기치 아래서도 산재보험이 실시되었고, 70년대의 의료보호와 의료보험의 시작, 80년대의 전국민의료보험제도의 달성, 90년대 말에는 전국민연금제도가 완성되어 21세기는 전국민사회보장시대의 의료가 꽃을 피울 것으로 보인다.

잔여적 사회복지정책의 출발의 계기가 되었던 영국의 신구빈법이 20세기 초반에 많은 변화와 발전으로 잔여적 접근의 기초가 붕괴되고 제도적 접근으로 전환하는 데 영국은 또다시 40년이 걸렸다. 이러한 제도적 접근에 도달하는 현대복지국가의 기초를 형성한 기초는 베버리지 보고서이다. 오늘날 복지국가들의 형태를 보면 복지다원주의 형태로 나아가고 있다. 복지다원주의는 복지계획에 있어서 국가의 역할을 감소시키고, 고용주, 자원봉사조직, 가족 등과 같은 비정부적 민간부문이 많은 역할과 책임을 떠맡는 것으로 보고, 이때 국가의 역할은 주로 복지자금을 조달하고 복지권한을 행사하며 사회복지가 잘되도록 가능하게 하는 역할을 하는 반면, 비정부적 복지부문은 서비스를 생산하고 전달하는 방향으로 나아가고 있다. 이러한 형태로 갈 수밖에 없는 것은 1) 자본의 국제이동 2) 삼자주의(tripartism)의 상대적 쇠퇴이다. 생산의 국제적 발달, 자유로운 해외자본투자는 노동자의 지위를 약화시키고, 삼자협상체계는 유지되기 어렵게 된다는 점에서 이 두 가지는 상호관련이 있다. 한국, 일본 사회정책은 스웨덴의 조합주의 복지정책을 뛰어넘어 복지다원주의 형태로 나아갈 수밖에 없다. 또한 노·사·정이 합의의 문화가 정착되어야 한다.

어떤 형태로든지 사회보장제도로서 의료보장제도를 실시하고 있는 나라는 전 세계 160개 국가 중 84개국에 불과하고 그나마 전국민의료보장제도를 제대로 갖춘 자유민주주의 국가는 손꼽을 정도에 지나지 아니하는 점에 비추어 볼 때, 우리나라가 이토록 짧은 기간 내에 전국민의료보험시대를 열게 된 것은 괄목할 만한 성과다. 이제는 상대적으로 다소 미흡하였던 서비스수준의 향상에 노력을 집중해야 한다. 최근 1980년대 이후 변화된 한국사회의 향후 전개될 새로운 사회적 상황들을 고려해 볼 때, 한국사회에서 의료부문이 수행해야 하는 사회적 중요성은 크다. 과거 한국경제의 성장기반이었던 포디즘적(Fordism) 축적체제[86]의 한계를 보여준 지난 1987년의 노동자 대투쟁 이후 변화된 노동자의 지위향상은 노동시장의 유연성을 맞아 산업구조정에 따른 노동력 재배치 증대 등은 사회적 비효율성을 증가시킬 가능성을 한층 증대

---

86) 포디즘은 인간과 기계의 구별이 무색하게 되어 인간도 기계의 부품 중 하나로 취급하는 비인간화, 인간소외 현상을 야기했다. 또한 상명하달의 의사결정체계와 연결과 소통이 없는 분할된 부서형태로 인해 의사소통의 통로가 막힘으로써 자유로운 의견개진을 통한 비정상화되고 비효율적인 업무를 개선할 수 없게 하였으며 주어진 명령과 지시에 따라 일을 진행하도록 하여 자신의 업무에 대한 애착과 열정, 책임감 등을 가질 필요를 무용하게 하는 결과를 초래하였다. 포스트포디즘은 성과물, 생산량 등의 결과에 치중하기보다 생산 과정에서 능동적인 주체로서 참여하는 사람을 우선시 여겨 그들의 업무 역량 강화와 유대적 인간관계 형성을 더욱 중요시해야 함을 시사하는 것이다.

시켰다. 이것은 IMF 위기의 한 원인으로 작용하였다고 볼 수 있다. 미래의 보건의료에 있어서는 의료의 질이 문제로 대두될 것이다.

의료보장제도의 공통목표는 1) 환자의 의료접근 보장 2) 의료비의 억제 3) 의료의 질의 향상이라는 세 가지로 집약할 수 있기 때문에 다른 나라 의료보장제도를 연구함으로써 자기나라에 적용할 수 있는 보편적인 정책을 얻을 수 있다. 아울러 국민의료비 중 사회보장이 차지하는 비중은 계속 확대되고 있어 국민의료비에 미치는 영향이 점점 커지고 있다. 1995년 이후 국민의료비 증가에 기여하는 정도가 가계부문보다 사회보장 부문이 더 높아지고 있다는 사실은 사회보장부문의 효율적인 자원 사용이 보건의료부문 전체에 사용되는 자원의 효율성에 가장 많이 영향을 끼친다는 것을 말해 준다. 사회보장은 의료보험, 의료보호, 산재보험 등으로 구성되어 있지만 의료보험이 약 90% 가까이 차지하고 있어 사회보장 부문의 효율적 자원 사용은 의료보험의 효율적인 자원 사용에 의해 좌우된다. 결국 보건의료부문의 효율적인 자원 사용을 위해서는 의료보험의 효율적인 운용이 가장 시급한 당면 과제라 하겠다.(강성도, 외 2001)

한때 복지국가의 모델은 영국이나 스웨덴 등 북유럽국가들이었다. 지금은 일본이 복지국가모델로 자리매김하고 있다. 세계가 고령사회로 진입하는 시점에서 먼저 고령사회[87]로 진입한 일본이 여러 국가의 벤치마킹 대상이 되고 있다. 지금 일본은 초고령 사회에 진입했다.(강성도, 2006)

일본은 오늘날 최장수 국가이고 최고의 건강국가가 된 데에는 의료보험제도에 힘입은 바가 크다고 볼 수 있다. 그러나 일본 정부의 사업

---

87) 기준: 초고령 사회(노인화율 7% 이상), 고령사회(노인화율 14% 이상), 초고령 사회(20% 이상).

중 3대[88] 적자 중의 하나가 되고 있다. 의료보험료의 적자 요인으로서 고령자로 인한 노인의료비의 급격한 앙등으로 의료비 부담의 불균형을 초래하게 되었다. 이러한 해결책으로서 여러 가지 개선을 모색하고 있는데 그것 중의 하나가 전국민의료보험시대에서 지역보건시대로 가야 한다는 것이다. 지역사회가 노인의 의료를 책임지는 장기적 개호시설로서 특별양호노인홈, 양호노인홈, 경비노인홈과 단기적 개호시설로서 데이서비스 사업 등을 통해서 노인문제를 해결하고 의료문제를 해결하는 것이 바람직하다.

---

88) 철도 사업, 양곡 특별회계, 의료보험.

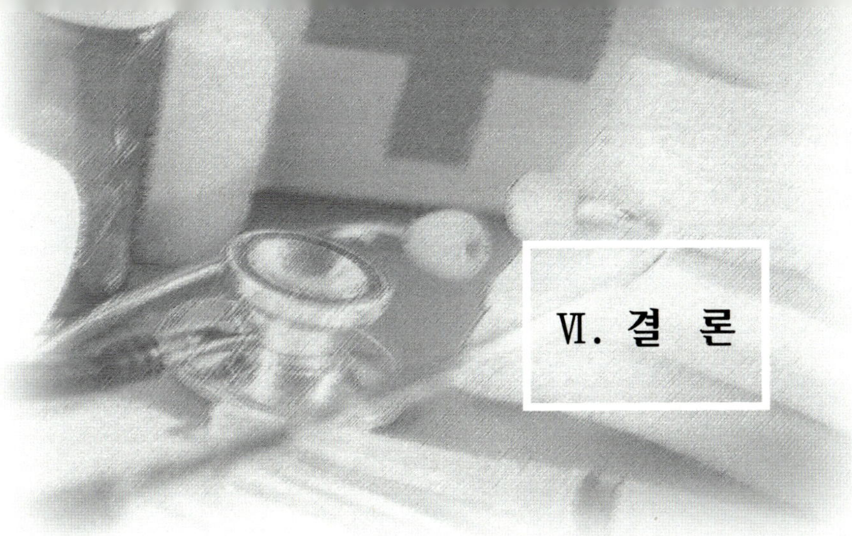

# VI. 결 론

　본 연구는 한국과 유사한 문화 및 경제성장 배경을 지닌 일본과 의료보험정책을 비교·분석하였다. 방법론적으로는 거시·미시적 수준과 국가·사회라는 네 가지 패러다임으로 분류한 다음, 미시적 국가중심이론인 국가엘리트이론과 미시적 사회중심이론인 다원주의이론을 선택하여 적용한 결과, 다음과 같은 결론이 도출되었다.

　한·일 의료보험의 도입단계에서 주체세력은 한국의 경우 전통적 엘리트들의 역할이 크고, 일본의 경우는 군주적 엘리트들의 역할이 지대하였다. 발전단계에서 보면 양국은 모두 국가의 주도성이 강하게 나타났다. 즉 한국은 군부엘리트들이 정책을 좌우하는 경향이었고, 일본은 전문행정관료가 정책을 주도하였다. 그리고 확립단계에서 보면, 도입단계와 발전단계에서 볼 수 있었던 국가엘리트적인 요소가 쇠퇴하고, 다원주의적인 요소가 한·일 양국에서 점진적으로 나타남을 볼 수 있다. 다시 말해서, 사회가 변화됨에 따라 미시적 국가중심이론인 국가엘리트이론에서 미시적 사회중심인 다원주의이론으로 전환됨을 인식할 수 있다. 그러나 전체적으로 볼 때, 한·일 양국에서 의료보험제도의 흐름은 미시적 국가중심인 국가엘리트이론이 지배하고 있다. 이러한 결과에도 불구하고 향후 대안적인 이론을 제시해 보면 다원주의이론이 어느 정도 시간이 지나면 의료보험정책에서도 적실성을 지닐 것이다.

# |참고문헌|


〈국내 문헌〉

1. 저서 및 역서

강성도, 『care 복지론』 도서출판 청암, 2006.
강성도 외, 『세계의 보건의료제도론』 한울아카데미, 2002.
강성도 외, 『정책결정이론』 창원대학교 출판부, 1998.
김명기, 『사회이론』 한국방송대학교출판부, 1997, p.236.
김상균, 『현대사회와 사회정책』 서울대학교출판부, 1990.
김호진, 『한국 정치체제론』 박영사, 1997.
김영래, 『한국의 이익집단』 대왕사, 1987.
김영환, 임지현 편, 『서양의 지적 운동』 지식산업사, 1996.
남궁근, 『행정조사 방법론』 법문사, 1998.
______, 『비교정책연구』 법문사, 1998.
문옥륜, 『의료보장 정책연구』 신광출판사, 1992.
신섭중 외, 『세계의 사회보장』 유풍출판사, 1994.
박성복·이종열, 『정책학 원론』 대영문화사, 1994.
이시원·김찬동, 『일본의 정치과정』 대영문화사, 1995.
이호철, 『일본관료사회의 실체』 삼성경제연구소, 1996.
정정길, 『정책학 원론』 대명문화사, 1997.
조형제, 국가론 연구의 현황과 그 전망, 『한국사회연구 5』, 한길사, 1987. 8.
진민근, 『사회복지정책』 학문사, 1997.
함세남 외, 『선진국 사회복지발달사』 홍익재, 1996.
최장집, 『한국자본주의와 국가』 한울, 1985.
최천송, 『의료보장정책론』 한국법인문제연구소, 1980.

## 2. 논 문

강 민, "관료적 권위주의의 한국적 생성", 한국정치학회, 제17집, 1983.

강성도, "한국·일본의 의료보험 발전과정에 관한 국가엘리트론적 접근", 한국복지행정논총, 제11집 2권, 2001a.

강성도, "미국 의료보험의 정책연구", 한국산업경제학회 연구논문, 제14권 제6호, 2001b.

강성도, "노사관계 정립을 위한 사회조합주의 이론의 적용", 한국산업경제학회 연구논문, 제15권 제1호, 2002.

강성도·문옥륜, "대도시 영세민을 위한 1차 보건의료사업 개발에 관한 연구", 서울대학교 국민보건연구소 연구논총, 1991.

강성도 외, "국민의료비 추계 및 결정요인분석" 한국산업경제학회 연구논문, 제14권 제5호, 2001.

김녹호, "한국 의료보장제도의 정치경제학적 이해", 보건과 사회연구원, 『한국의료보장연구』, 청년세대, 1989.

김순양, "사회집단 지도부 선출과정의 정부개입에 관한 실증적 연구", 한국행정학보, 제28권 2호, 1994, 여름.

김수영, "한·일 연금제도 발전과정의 비교 연구", 부산대학교 사회복지학과 박사학위논문, 1992.

김재관, "의료보험에 관한 통합주의와 조합주의 논쟁", 성균관대학교 박사학위논문, 1992.

김연명, "한국의료보험제도의 발달 및 형태규정요인에 관한 연구", 보건과 사회연구회(편), 『한국의료보장연구』, 청년세대, 1989.

김옥희, "한국·일본·미국의 재가노인복지정책과정 연구, 부산대학교 사회복지학과 박사학위논문, 1998.

김종덕, "한국 의료보험 확대실시에 관한 연구", 한국복지연구회편, 1988. "한국의료보험 확대실시에 관한 연구", 집현전, 1988. 남궁근, "국가 보건의료정책 발달의 결정요인에 관한 연구", 한국행정학보, 24권 제4호, 1990.

______, "국민의료보험제도 채택의 배경에 국가 간 비교연구", 사회과학 연구.

______, 제13집 1호, 1995.

남궁근 · 김영기, "미국 국민의료보험제도의 역사적 고찰, 사회과학연구, 1988.

나병균, 한국의 국가와 사회보험정책, 한림대학교 「논문집」 제8집 인문 · 사회과학편, 1990.

문옥륜, "한국의료보험의 발전과 역사적 함의", 의료보장, 의료보험 연합 회, 1997. 9.

신섭중 · 박병현, "한국 · 일본 · 미국의 복지의식 비교연구", 한국사회복지 학, 1995, No.27, 한국사회복지학회.

손준규, "한국의 복지정책 형성에 있어서 이익집단활동에 관한 연구", 서 울대학교대학원 박사학위 논문, 1981.

이규식, "의료보장정책의 형성과 문제점", 「보건행정학회지」 10권 1호, 2000.

유  훈, "정책네트워크의 유형과 변동", 행정논총, 제36권 제1호, 서울대 학교행정대학원, 1998. 6.

이혜경, "권위주의적 자본주의 사회에서의 복지국가의 발달: 한국의 경 험", 사회복지국제 학술대회 복지국가의 현재와 미래 발표논문, 1992.

안병영, "한국관료제의 변천과 전망", 한국행정연구, 창간호, 1992.

윤혜미, "의료보험 일원화의 정책논의과정에 관한 연구", 서울대학교 보 건대학원석사학위논문, 1984.

원석조, "한국의료보험의 정치경제학적 연구", 중앙대학교 사회복지학과 박사학위논문, 1990.

현외성, "한국과 일본의 노인복지 정책형성과정에 관한 연구", 서울대학 교 사회복지학과 박사학위논문, 1993.

정정길, "대통령의 정책결정", 행정논총 제29권 2호, 서울대학교 행정대학 원, 1991. 12.

장상환, 한국사회의 변화와 해방 50주년의 의미, 사회과학연구, 제14집 제 2호, 경상대학교 사회과학연구소, 1996.

최세종, "한국의료보험 제도의 정책결정과정에 관한 연구" ― 제2차 의료
　　보험법제정과 관련된 집단의 활동을 중심으로 ― 」서울대 대학원
　　석사학위논문, 1987.
대한민국 국회사무처, 제144회 국회, 「보건사회위원회 회의록」(제11차),
　　1988. 12. 12, pp.30 ― 31.
대한민국 국회사무처, 제144회 국회, 「보건사회위원회 회의록」(제11차),
　　1988. 12. 12, pp.12 ― 13.
공·교 공단 내부 분석자료,『최근의보 동향』 1998, 5 ― 6월호.
의료보험연합회, "OECD 제국의 보건의료 동향", 해외연구자료 15.
의료보험통합과 정책과제, 국민의료보험관리공단 설립위원회, 1998. 9.
의료보험관계 법령에 관한 국회보건사회위원회 공청회자료, 보사위원회
　　회의실, 1989. 2. 10.
의료보험관계법안에 관한 국회보건사회위원회 공청회자료, 내부참고자료,
　　의료보험연합회편, 1989. 2. 10.
의료보장, "일본 의료보험제도의 현황과 과제", 의료보험연합회, 1996.
의료보험관리공단, 외국의 의료보장동향, 조사자료 ― 30.
전국의료보험대책위원회, 「의료보험관리자료」, 1989. 3, 88년 보사부 국정감
　　사자료.
한국의료보장연구, 보건사회연구회, 1989.

## 〈국외 문헌〉

Allan G. Gruchy, Comparative Economic Systems, Boston: Houghton
　　Mifflin, 1966, p.313
Altenstter, Christa. *Health Policy ― Making and Administration in West
　　Germany and the United States.* Beverly Hills: Sage Publications 1974.
Anderson, J. E. Public Policy ― Making, 2nd ed., New York: Holt,
　　RineHart and Winston, 1979.
Anthony D. Smith, the Concept of Social Change, London: Routledge,

1973, IV장.

Anthony Giddens, the Class Structure of the Advanced Societies, London: Hutchinson, 1973, p.21.

Arnold, J. Heidenheimer, "The Politics of Public Education, Health and Welfare in U. S. A. and Western Europe: How Growth and Reform Potentials have Differed," *British Journal of Political Science*, Vol.3(3), July, 1973.

Arthur Livingstone, Social Policy in Developing Countries(London: Routledge & Kegan Paul, 1969).

Barry Turner, Industrialism, London: Longman, 1975, II, III장 참조.

Bagwell and Mingay, Britain and America 1850－1939, p.207.

Bollen, K. A. & R. W. Jackman, "Political Democracy and the Size Distribution of Income", American Socialolgical Review, 50, 1985, pp.438－57.

Brian Abel－Smith, "The History of Medical Care", in E. W. Martin(ed), Comparative Development in Social Welfare, London: Allen & Unwin, 1972.

Castles, F. *"The Impact of Parties on Public Expenditure", in Castles, F.(ed.), The Impact of Parties: Politics and Policies in Demographic Capitalist States.* Beverly Hills: Sage Publication, 982.

Clark Kerr et al., Industrialism and Industrial Man, Harmondsworth: Penguin, 1973. No. II.

Cobb, R. Ross, J. Ross, M. "Agenda Building as a Comparative Political Process", APSR. Vol.70, 1976.

Cobb R. W. and Elder C. D, Participation in American Politics: The Dynamics of Agenda Building. 2nd ed., Baltimore, Maryland: The John Hopkins University Press, 1993.

Collier, David, and Messick, Richard. "Prerequisites versus Diffusion:

164

Testing Alternative Explanations of Social Security Adoption." American Political Science Review 69, 1975. 1299－1315.

David Greenstone, J. Labor in American Politics, New York: Random House, 1970, p.26.

DeViney, S. *Characteristics of the State and the Expansion of Public SocialExpenditure*, pp.151－74 in R. F. Tomasson. (ed.). *Comparative Social Research: The Welfare State*, 1883－1983. Conn.: JAI Press, 1983.

Dinitto, D. M. Social Welfare: Politics and Public Policy, Boston: Ally and Bacon, 1995.

Dror, Y. Yehezkel., Public Policy－Making Reexamined, California: Chandler Publishing Co., 1968.

Klingman, D. "Temporal and Spatial Diffusion in the Comparative Analysis of Social Change", *The American Political Science Review*, 74 : 1, 1980, pp.123－37.

Keun Nam Koong, "Reagan Administration's Welfare Reform": Focusing on the Policy Making of AFDC Program Change, social science institution, Keyung Sang UN. 1988.

Kirsten A. Gronbjerg, Mass Society and the Extension of Welfare 1960~1970, University of Chicago Press, 1977.

Flora, P. and J. Alber(1981), "Modernization, Democratization and the Development of Welfare States in Europe", in Flora P. and A. J. Heidenheimer(ed.), 1990(1981), *The Development of Welfare States in Europe and America*, N. J., Transaction Publishers.

Grant Jordan & Klaus schubert, "A preliminary ordering of policy network labels", European Journal of Political Research, 1992.

Grant and William A. Maloney, "Accouting for Subgovernments: Explaining the Persistance of Policy Communities", Administration and Society, Nov. 1997.

Charles O. Jones, 「An Introduction to the study of public policy」, (Montery, Publishing Company, 1984).

Dahl, R. A. who Governs? New Heaven: Yale University Press, 1961.

Daniel McCool, "Subgovernment as Determinants of Political Viability", Political Science Quarterly, 1990.

DeViney, Stanley., Characteristics of the State and the Expansion of Public Social Expenditures, *Comparative Social Research*, Vol.6, 1983.

Dunn, W. N. Public Policy Analysis: *An Introduction, Englewood Cliffs*, New Jersey: Prentice Hall, 1994.

Flora, P. and J. Alber(1981), "Modernization, Democratization and the Development of Welfare States in Europe", in Flora P. and A. J. Heidenheimer(ed.), 1990(1981), *The Development of Welfare States in Europe and America*, N. J., Transaction Publishers.

Feldstein, Paul., The Politics of Health Legislation, Health Administration Press(Ann Arbor, Michigan), 1988.

Frans Van Waarden, "Dimensions and Types of Policy Networks", European Journal of Political Research, 1992, pp.39 − 41.

Frances Fox Piven and Richard A. Cloward, Regulating the poor, London: Tavistock, 1972.

Flora, P. & J. Alber, "Modernization, Democratization, and Development of Welfare States in Westarn Europe", in Flora, P. and A. J. Heidenheimer(eds.) *the Development of Welfare States in Europe and America*, N. J.: Transaction, 1981. Cutright, P. 1967." Income Redistribution: A Cross−National Analysis" *Social Forces*, 46, 1967, pp.180 − 190.

Gaetano Mosca, The Ruling Class(New York: McGraw − Hill, 1969), p.97.

Grant Jordan and William A. Maloney, "Accounting for Subgovernments: Explaining the Persistance of Policy Communities", *Administration and Society*, November 1997, p.8.

Harold D. Lasswell, *A Pre-View of Policy Sciences*, American Elsevier Publishing Company, Inc., 1971.

Harold D. Lasswell, "The Decision Process: *Seven Categories of Functional Analysis*", Reprinted in Nelson W. Polsby, Robert A. Dentler, Paul A. Smith, eds., *Politics and Social life: An Introduction to Political Behavior*, Houghton Mifflin Company, 1963, p.93.

Hugh Heclo, *Modern Social Politics in Britain and Sweden*, New Haven: Yale University Press, 1974.

Hugh Heclo, "Issue Networks and the Executive Establishment", in Anthony King(ed.), *The New American Political System*(Washing, D. C.: American Enterprise Insttute, 1978), pp.87-124.

James E. Anderson, Public Policy-Making(New York: Halt, Rineharts and Winston, 1979.

Karl R. Popper, The Poverty of Historicism, London: Routlege, 1961, pp.64-70.

Kim Won Jun, "La place de la protection social dans l'economie", These de doctorat, Univ. Paris X 1989..

Korpi, Walter, The Democratic Class Struggle, London: Routledge & Kegan Paul, 1983.

Kenneth J. Gergen, "*Assessing the Leverage Points in the Process of Policy Formation*", in Raymond A. Bauer and Kenneth J. Gergen eds., *The Study of Policy Formation*, The Free Press, 1968.

Lowi, T. "Four Systems of Policy, Politics and Choice", Par 33, 1972.

Lowi, T. j. The end of Liberalism 2nd ed. (New York: W. W. Norton & Company, 1979), p.126.

Malloy, J, The Politics of Social Security in Brazil, Pittsburgh: The University of Pittsburgh Press, 1979.

Marshall, T. H. Sociology at the Crossroad and other Essays, London: Heinemann, 1963.

Maxwell, R. S. *Health and Wealth: An International Study of Health-Care Spending.* Lexington, MA.: Lexington Books, 1981.

Marmor, Theodore and David Thomas., Doctors, Politics and Pay Disputes: Pressure Group Politics Revisited, *British Journal of Political Science.* Vol.2, pp.421-442, 1972.

Milton I. Roemer, "National Health systems of the World" *Volum two -The Issues,* New York: Oxford University Press 1993.

Mishra, R. "Welfare and Industrial man: A Study of Welfare in Western Industrial Societies in Relation to Hypothsis of Convergence", *Sociological Review* 21, 1973, pp.535-560.

Naroll, R. "Galton's Problem: The Logic of Cross-Cultural Research", *Social Research,* 32, 1965, pp.428-51.

Neil Gilbert & Harry Specht, Dimensions of Social Welfare Policy, (Englewood Cliffs, N. Y., Prentice Hall Inc., 1974) pp.9-12.

OECD., Financing and Delivering Health Care: A Comparative Analysis of OECD Countries. Paris: OECD, 1987.

OECD., Measuring Health Care: 1960-1983. Paris: OECD, 1985.

Offe, C. "The Attribution of Public Status to Interest Group: Observations on the Western German Case", S. Berger, ed., *Organizing Interests in Western Europe*(New York, 1981).

Orloff, Ann Shola and Theda Skocpol(1984), "Why not Equal Protection? Explaining the Politics of Public Social Spending in Britain, 1900-1911", *American Sociological Review,* 49, December.

O'Sullivan, N. "The Political Theory of Neo-corporatism", A. Cox and N. O'Sullivan, eds., The Corporate State: Corporatism and State Tradition in Western Europe(Cambridge, 1988).

Orloff, Ann Shola and Theda Skocpol(1984), "Why not Equal Protection?

Explaining the Politics of Public Social Spending in Britain, 1900 –
1911, "*American Sociological Review*, 49, December. Castles, F. G.
(1982)", The impact of Parties on.

Public Expenditures, Castles, F. G ed. *The impact of parties*, Beverly
Hills: Sage.

Pahl P. E. & Winkler, J. T. "The Coming Corporatism", New Society(1974).

Peter Bachrach and Morton S. Bartz, Power and Poverty(New York:
Oxford University Press, 1970), p.44.

Piven, Frances Fox and Richard A. Cloward(1990), "Explaining the Politics
of the Welfare State or Marching back Toward Pluralism?",
Friedland, Roger and A. F. Robertson(ed), *Beyond the Markerplace*,
New York: Aldine de Ggruyter.

Ramesh Mishra, "Marx and Welfare", Sociological Review, new series,
Vol.23(2), May, 1975.

Ramesh Mishra, Society and social Policy, the Macmillan press Ltd,
1981, p.60.

Randall B. Ripley and Grace A. Franklin. Congress, the Bureaucracy,
and Public Policy, 2nd ed. (Homewood, III.: Dorsey Press,
1980), p.24.

Rasmusen, J. The process of politics: A comparative Approach,
Atherton Press, Inc, 1969: 橋本장(역), 『정치과정론』(勁草書房,
1976), pp.228 – 251

Reid and Robertson, Fringe Benefits, pp.128 – 131; Merton C. Bernstein,
"Private Pensions in the United States", Journal of social Policy,
Vol.2(1), Jan, 1973.

Reinhard John Skinner, "Technological Determinism: A Critique of
Convergence Theory", Comparative Studies in Society and History,
Vol.18(1), Jan, 1976.

Rimlinger, *Welfare Policy and Industrialization*, pp.240 – 243; Reid and

Robertson, *Fringe Benefits*, pp.129−130; Arnold Heidenheimer, "The Politics of Public Education, Health and Welfare in the U. S. A. and Western Europe", *British Journal of Political Science*, Vol.3(3), July 1973, pp.323−324, 332−333.

Robert B. Denhardt, 「Theories of Public Organization」 University of Central Florida(1992).

Rothstein, Bo(1992), "Labor−market Institutions and Working−class Strength" in Seven Steinmo, Kathleen Thelen and Frank Longstreth, *Structuring Politics−Historical Institutionalism in Comparative Analysis*, Cambridge, Cambridge Univ. Pres.

Skocpol Theda Amenta, Edwin 「States and Social Policies」, Annual Review of Socioldgy. 12: p.133, 1986.

Skocpol, Theda., States and Social Revolution, Cambridge: Cambridge Unversity Press, 1979.

Skocpol, Theda., *Political Response to Capitalist Crisis*: New−Marxist Theories of the State and the Case of the New Deal, Politics and Society. Vol.10, 1980.

Skocpol, Theda and Edwin Amenta., States and Social Policies, *Annual Review of Sociology.* Vol.2, 1986.

Skocpol, Theda, Protecting Soldiers and Mothers: The Political Origins of Social Policy in the United States, Cambridge: Harvard University Pres. 1992.

Shalev, Michael., The Social Democratic Model and Beyond: The Generations of Comparative Research on the Welfare State, *Comparative Social Reaearch.* Vol.6. 1983.

Susan Barrett & Colin Fudge, 「Policy & Action」 1989.

Samuel. P. Huntington, Political Order in Changing Societies(New Haven, Conn: Yale University Press, 1968), pp.412−413.

Seymour M. Lipet, The Political Man: The Social Bases of

Politics(New York: Doubleday, 1970), p.64.

Sven Steinmo and Thelen Kathleen, "Historical Institutionalism in Comparative Politics" in Sven Steinmo, Kathleen Thelen and Frank Longstreth, *Structuring Politics—Historical Institutionalism in Comparative Analysis*, Cambridge, Cambridge Univ, Press, 1992.

Sigmund Neumann(ed), Modern Political Parties(Chicago: The University of Chicago Press, 1957), p.1.

Skocpol Theda Amenta, Edwin(1986), 「States and Social Policies」, Annual Review of Socioldgy. 12: p.133.

Spalding, Rose J. "Welfare Policy—making: The oriental Implications of a Mexican Case Study", *Comparative Politics*, 12: 1980.

Stone, Deborah., *The Limits of Professional power: National Health Care in the Federal Republic of Germany*. Chicago University ofChicago Press, 1980.

Stack, S. "The Effects of Political Participation and Socialist Party Strength on the Degree of Income Inequality", *American Sociological Review*, 44, 1978, pp.168—71.

Talcott Parsons and Neil J. Smelser, Economy and Society, London: Routledge, 1956, pp.18—19.

Thomas R. Dye and L. Harmon Zeigler, The Irony of Democracy(Belmont. Calif: Wadsworth, 1970), p.6.

Truman, D. The Governmental Process(N. Y.: Alfred A. Knopf, 1971).

Williamson, J. B. & J. J. Fleming, "Convergence Theory and The Social Welfare Sector: A Cross National Analysis", *International Journal of Comparative Sociology*, 18: 1977, pp.242—253.

Wilensky, H. L, *The Welfare State and Equality*. Berkeley: University of California Press, 1975.

Wisen, Steven K. "Family Leave Policy in the United States", Social Policy & Adminstration, Vol.28, No.2, 1994.

IMF, *Government Finance Statistics Yearbook*, 1995.

HCFA, Health Care Financing Review 1992 Winter. CBO, Trend in Health Spending: An Update, June 1993.

U. S. Department of Health and Human Services, *Social Security Programs Throughout The World* 1993.

Schieber et al, 1993(PPRC, Annual Report).

CBO, Projections of National Health Expenditure, Oct. 1992.

EBRI, A Monthly Newsletter Dec. 1993.

白鳥 令, 「정책이론」, 현대정치학 시리즈 1, 동해대학 출판부, 1994.

菅谷章, 「일본 의료정책사」일본 비평사, 1977.

A. Smith 『國富論』 中公文庫, 1987.

cf. Samuel P. Huntington, *Political Order in Changing Societies*, Yale University Press, 1968. 內山秀夫譯 『變革期社會の政治秩序』 〈上〉〈下〉 サイマル出 版會, 1972.

Philippe C. Schmitter, Gerhard Lermbruch eds., *Trends toward Corporatist Intermediation*, Biverly Hills: Sage Publication, 1979. 山口 定監譯 『現代コーポラ ティ ズム 1』 本鐸社, 1984.

「厚生白書 昭和59年醫療施設調査」 厚生省大臣官方統計情報部編(財團法人 厚生統計協會, 1986)

「保健統計」 仲村英一編(メジカルフレンド 1984).

「病院, 診療所の機能分化と 連係」 日本醫師會病院委員會審議報告(昭和60 年度).

厚生省,, 國民の福祉の動向, 東京: 厚生統計協會, 1996.

厚生省大臣官房定策課 監修, 21世紀福 ビジョン, 東京: 第一法規, 1994.

厚生省大臣官房定策課 監修, 社會保障入門, 東京: 中央法規, 1997.

**· 저자 ·**

강성도
(姜聲道)

**· 약 력 ·**

창원대학교 사회과학대학 행정학과 졸업
서울대학교 보건대학원 보건학 석사
경상대학교 대학원 행정학과 행정학 박사
창원전문대학 사회복지과 겸임교수(1급 사회복지사)
(사)경남자치분권연구소 연구실장

**· 주요논저 ·**

「Effects of Education Years on the Wages Among Registered Nurses」
「미국 의료보험정책 연구」
「노사관계 정립을 위한 사회조합주의 이론의 적용」
『행정이론』
『Care 복지론』
『세계의 보건의료 제도론』
외 다수



# 의료복지정책의 형성과정 연구


| | |
|---|---|
| · 초판 인쇄 | 2007년 11월 12일 |
| · 초판 발행 | 2007년 11월 12일 |
| · 지 은 이 | 강성도 |
| · 펴 낸 이 | 채종준 |
| · 펴 낸 곳 | 한국학술정보㈜ |
| | 경기도 파주시 교하읍 문발리 513-5 |
| | 파주출판문화정보산업단지 |
| | 전화 031) 908-3181(대표) · 팩스 031) 908-3160 |
| | 홈페이지 http://www.kstudy.com |
| | e-mail(출판사업부) publish@kstudy.com |
| · 등 록 | 제일산-115호(2000. 6. 19) |
| · 가 격 | 21,000원 |

ISBN 978-89-534-7803-9 93510 (Paper Book)
　　　 978-89-534-7804-6 98510 (e-Book)